Ulkuskrankheit

Jürgen Hotz

Ulkuskrankheit

Pathogenese, Therapieprinzipien, moderne Differentialtherapie

Walter de Gruyter
Berlin · New York 1992

Professor Dr. med. Jürgen Hotz
Allgemeines Krankenhaus Celle
Innere Abteilung, Gastroenterologie
3100 Celle

Die Deutsche Bibliothek – CIP Einheitsaufnahme

Hotz, Jürgen:
Ulkuskrankheit : Pathogenese, Therapieprinzipien, moderne Differentialtherapie / Jürgen Hotz. – Berlin ; New York : de Gruyter, 1992
ISBN 3-11-013472-1

Satz: Arthur Collignon GmbH, Berlin – Druck: Gerike GmbH, Berlin – Buchbinderische Verarbeitung: Dieter Mikolai, Berlin – Umschlagentwurf: Rudolf Hübler, Berlin.
Printed in Germany

Vorwort

Das peptische Geschwürsleiden gilt zu Recht als Volkskrankheit, erlebt doch schätzungsweise jeder 10. Mensch im Laufe seines Lebens mindestens ein Geschwür im Magen oder Zwölffingerdarm. Gemeinsame Anstrengungen von Klinikern, Physiologen, Pharmakologen und der pharmazeutischen Industrie haben unser Wissen um die pathogenetischen wichtigen Faktoren und deren therapeutische Beeinflussung in den letzten 1 – 2 Jahrzehnten enorm erweitert. Neben den Erkenntnissen, daß offensichtlich die Säuresekretionshemmung den Wirksamkeitsgrad eines Ulkusmedikamentes entscheidend mitbestimmt, z. B. bei den H_2-Blockern und besonders den Protonenpumpenhemmern (Typ des Omeprazols), wurde in den letzten Jahren die Rolle der Helicobacter pylori-assoziierten chronischen Typ B-Gastritis für die Ulcus duodeni- und wahrscheinlich auch die Ulcus ventriculi-Genese erkannt und zunehmend therapeutisch besonders für die Langzeitprophylaxe genutzt. Andere Entwicklungen zielen auf die Stärkung der Schleimhautschutzfunktion ab, wie dies für Sucralfat, die Prostaglandine und auch die Antazida gilt.

Eine besondere Aktualität haben die durch Antirheumatika induzierten Ulzera gewonnen, da diese Medikamente einen steigenden Einsatz bei den degenerativen Gelenkerkrankungen infolge des steigenden Lebensalters bzw. durch die zunehmende Indikation der Azetylsalizylsäure als Thrombozytenaggregationshemmer bei kardiovaskulären Erkrankungen erfahren.

Der Erfolg der konservativen Ulkustherapie läßt sich auch an der drastischen Abnahme der elektiven operativen Behandlungsverfahren einschließlich der selektiven proximalen Vagotomie ablesen.

Die stürmische Entwicklung der verschiedenen Therapieprinzipien verlangen laufend neue Standortbestimmungen für den gezielten, sinnvollen und rationalen Einsatz der Ulkusmedikamente. Die ständig steigende, fast unübersehbare Flut an Publikationen zu Detailkenntnissen auf diesem Gebiet ist für den praktisch tätigen Arzt mehr und mehr unübersehbar. In dem vorliegenden Band wurde deshalb versucht, die wichtigsten Fakten und Einzelbefunde nach ihrer praktischen Relevanz zu sammeln und zu ordnen und in übersichtlicher Form darzustellen. Hierbei war es das vornehmliche Ziel, einerseits wichtige Detailkenntnisse entsprechend ihrer Bedeutung nicht zu vernachlässigen, andererseits deren Synthese zu versuchen. Auf diese Weise soll einerseits ein Überblick zu dem augenblicklichen Kenntnisstand der Ulkustherapie gegeben und andererseits ein Leitfaden für die praktisch orientierten Therapieentscheidungen aufgezeigt werden.

Bei der didaktischen Bearbeitung des Manuskriptes hat der Autor vom de Gruyter Verlag in dankenswerter Weise tatkräftige Hilfe erfahren. Dank gilt auch dem Sponsor, der Firma Byk Gulden, Konstanz, für die großzügige Unterstützung.

Celle, im Dezember 1991 Jürgen Hotz

Inhalt

1 Ätiopathogenese und Epidemiologie gastroduodenaler Ulzera

1.1 Einführung

Die Ulkuskrankheit oder das peptische Geschwürsleiden gewinnt zunehmend an praktisch-klinischer Bedeutung, nachdem es in den letzten 20 Jahren gelungen ist, die Diagnostik zu verfeinern, zahlreiche sekretionsphysiologische und pathogenetische Faktoren zu erkennen und hieraus therapeutische Konsequenzen abzuleiten. Insbesondere führte das zunehmende Wissen über die Feinregulation der Magensäuresekretion und die Hemmung spezifischer Stimulationsschritte zu neuen medikamentösen Prinzipien, die eine effektive Behandlung des Ulkus möglich machen. Hierdurch wurde nicht nur eine schnellere Abheilung und Schmerzbefreiung des Ulkusschubes erzielt, sondern es eröffnete sich auch die Möglichkeit, durch Langzeitverabreichung von Medikamenten Ulkusschübe zu verhindern und die Rezidivrate deutlich zu senken. Diese konservativen Verfahren haben sich alternativ zur chirurgischen Behandlung etabliert, wobei der Fortschritt durch den ausgesprochenen Rückgang der elektiven Operationsindikationen deutlich sichtbar wird. Auffallenderweise hat sich jedoch die Operationsfrequenz wegen akuter Komplikationen, wie *arterielle Blutung* und *Perforation*, nicht wesentlich verändert. Die Ursache hierfür liegt darin, daß eine Ulkuskomplikation i. d. R. immer am Anfang der Diagnose, also vor Beginn einer Akutbehandlung, auftritt und somit nur verhütet werden kann, wenn eine medikamentöse Langzeitprophylaxe durchgeführt wird mit dem Ziel, die Rezidivfrequenz zu senken. Es ist deshalb wünschenswert, Risikopatienten mit hohen Rezidivraten zu identifizieren und einer Langzeitbehandlung zuzuführen, damit die oft lebensbedrohlichen Ulkuskomplikationen vermindert werden.

Das vorliegende Kompendium befaßt sich schwerpunktartig mit der Therapie:

- Darstellung moderner konservativer Behandlungsmöglichkeiten der Ulkuskrankheit
- Berücksichtigung unterschiedlicher pharmakologischer Langzeittherapie-Prinzipien
- Indikationen für die konservative und operative Therapie
- Algorithmen für das praktisch-therapeutische Vorgehen des Ulkusschubes und der Langzeitprophylaxe
- Besonderheiten der Therapie eines Antirheumatika-Ulkus.

1.2 Definition und Lokalisation des peptischen Ulkus

• *Definition:* Das *peptische Ulkus* ist ein *Schleimhautdefekt, der die Muscularis mucosae* durchdringt, während *Erosionen* an der Oberfläche bleiben. Ein *akutes Ulkus* liegt vor, wenn die Umgebung *keine bindegewebige Reaktion* zeigt wie dies beim Streßulkus oder bei tierexperimentell ausgelösten Ulzera der Fall ist. Dagegen zeigt das eigentliche peptische Geschwür eine unterschiedlich ausgeprägte *entzündliche und bindegewebige Umgebungsreaktion* und wird deshalb als chronisch bezeichnet. Hierbei ist der Begriff „chronisches Ulkus" insofern irreführend, als dieser Schleimhautdefekt auch ohne Therapie innerhalb von 2 – 12 Wochen abheilt. Die herkömmlichen Ulzera werden peptische Ulzera genannt, da in erster Linie die peptische Aktivität des sauren Magensaftes für die Entstehung verantwortlich ist. Im Gegensatz hierzu stehen beim Streß- oder Antirheumatika-Ulkus andere Faktoren im Vordergrund.

Das *chronisch-rezidivierende peptische Ulkus* geht mit häufigen über Jahre bis Jahrzehnte anhaltenden Rezidiven im Magen oder Duodenum bei wechselnder Lokalisation einher.

• *Lokalisation:* Obwohl peptische Geschwüre für ihre Entstehung Säure und Pepsin benötigen, treten sie nur selten innerhalb der säuresezernierenden Korpus- und Fundusschleimhaut selbst auf. *Typisch ist ihre Lokalisation im Bereich der angrenzenden Mukosaanteile.* Am häufigsten entstehen sie im Bulbus duodeni und im Antrum, seltener in den Korpusabschnitten oberhalb der Angulusfalte. Da sich die Antrum-Korpus-Grenze im Alter nach kranial verschiebt, finden wir besonders bei älteren Patienten höher gelegene Ulzera bis in den subkardialen Bereich. Verständlicherweise zeigen diese Patienten auch eine geringere Magensekretion, da die Oberfläche der magendrüsentragenden Schleimhaut deutlich vermindert ist. Ulzera können auch im Pyloruskanal oder direkt vor dem Pylorus als intra- bzw. präpylorische Geschwüre entstehen. Jenseits des Bulbus duodeni gelegene postbulbäre Ulzera finden sich nur bei extrem hyperaziden Zuständen, wie dem Zollinger-Ellison-Syndrom oder als Streßläsionen bei Risikopatienten.

• *Koinzidenz von Magen- und Duodenalulzera:* Bei ca. 10% der Patienten mit chronischem rezidivierenden Ulkusleiden liegen gleichzeitig Geschwüre im Magen und Bulbus duodeni vor. Das Auftreten der kombinierten Magen- und Duodenalulzera ist ungefähr 20mal häufiger als es der statistischen Erwartung entspricht, daß diese entweder isoliert im Magen oder Dudenum auftreten. Die Ursachen hierfür sind nicht bekannt.

Das chronische peptische Geschwür durchdringt die Muscularis mucosae und liegt bevorzugt im Bulbus duodeni und Antrum. Das Magenulkus bildet sich häufig minorseitig an der Grenze zwischen nicht-säurebildender Antrumschleimhaut und noch sekretorisch aktiver Korpusmukosa aus.

1.3 Epidemiologie der Ulkuskrankheit

Die in der Literatur verfügbaren Daten zur *Epidemiologie* des peptischen Geschwürleidens schwanken erheblich. Ursächlich hierfür dürften neben den tatsächlich vorhandenen Unterschieden in der Prävalenz und Inzidenz auch methodische und statistische Probleme sein. Aus den meisten Ländern einschließlich Deutschland wird jedoch übereinstimmend berichtet, daß schätzungsweise *jeder 10. Mensch* im Laufe seines Lebens ein gastroduodenales Ulkus entwickelt. Seit Einführung der Endoskopie erscheint es, daß die Ulkusinzidenz (= Anzahl registrierter Geschwüre pro 100.000 Einwohnern pro Jahr) in den letzten 2 Jahrzehnten abnimmt. Dies gilt insbesondere für das Ulcus duodeni. Diese Annahme ist jedoch strittig, da die früheren Zahlen auf radiologischen oder klinischen Befunden beruhten, während sich die aktuellen Statistiken ausschließlich auf den endoskopischen Nachweis eines Magengeschwürs stützen. Der drastische *Rückgang der Hospitalisation* wegen eines unkomplizierten peptischen Ulkus ist dagegen auf die verbesserten therapeutischen Möglichkeiten einer ambulanten Behandlung zurückzuführen.

Die weltweit publizierten Inzidenzangaben schwanken für das *Ulcus duodeni zwischen 38 – 270 Fällen* jährlich pro 100.000 Einwohner und für das *Ulcus ventriculi zwischen 34 und 114*. Das *männliche Geschlecht überwiegt* mit einem Verhältnis von 2,2 : 1 bis 4,1 : 1 beim *Ulcus duodeni* mit fallender Tendenz in den letzten 10 Jahren. Dies ist sehr wahrscheinlich auf den zunehmenden Nikotinabusus und die stärkere berufliche Belastung der Frauen zurückzuführen. Beim *Ulcus ventriculi* läßt sich dagegen nur eine leichte Dominanz der Inzidenz für das männliche Geschlecht nachweisen.

10% der Bevölkerung entwickeln im Laufe ihres Lebens ein peptisches Ulkus. Beim Ulcus duodeni überwiegt das männliche Geschlecht mit einem Faktor von 3 – 4.

Nach Angaben der Allgemeinen Ortskrankenkassen aus dem Jahre 1976 für die Bundesrepublik Deutschland wurden 1,22 Mio. Konsultationen pro Jahr wegen eines Ulcus duodeni bei ca. 115.000 stationären Behandlungen und 384.000 Arbeitsunfähigkeitsbescheinigungen sowie über 13 Mio. Arbeitsunfähigkeitstage registriert. Immerhin noch 642 Fälle wurden wegen eines Ulkusleidens berentet, und bei 4.406 Fällen wurde der Tod unmittelbar auf ein Geschwür zurückgeführt. Diese Zahlen verdeutlichen die hohe sozioökonomische Bedeutung des Ulkusleidens.

Geographische Untersuchungen zeigen innerhalb Europas erhebliche Schwankungen in der Spontanheilung eines Ulcus duodeni mit einem Nord-Süd-Gefälle. So ist in Deutschland und der Schweiz eine bessere Spontanheilungsrate, besonders beim weiblichen Geschlecht und eine geringere Tendenz zum Ulkusrezidiv nachweisbar im Vergleich zu der Situation in England und Skandinavien. Für die

Ursache werden neben Umwelteinflüssen auch Unterschiede in der sozialen Herkunft, ethnische Faktoren, klimatische Bedingungen und unterschiedliche Ernährungsgewohnheiten angenommen. Aber auch in der Inzidenz, Prävalenz und Geschlechtsverteilung lassen sich weltweit deutliche Divergenzen ablesen. Hierbei werden in ähnlicher Weise neben den Ernährungsfaktoren (z. B. Fasergehalt der Kost) wie auch Rauchgewohnheiten, klimatische Bedingungen, Streßfaktoren mit Urbanisation, die Verbreitung des Antirheumatika-Gebrauches sowie insbesondere die Infektion und Besiedlung der Magenschleimhaut durch Helicobacter pylori verantwortlich gemacht.

In früheren Untersuchungen wurde eine *Häufung akuter Ulkusschübe im Frühjahr und Herbst* mitgeteilt. Auch wurden im Sommer weniger Komplikationen, insbesondere Blutungen, beobachtet. Dabei handelt es sich jedoch nicht um endoskopisch kontrollierte Studien.

Möglicherweise entsteht der Eindruck einer verstärkten Häufung von Geschwüren im Herbst und Frühjahr dadurch, daß die den Ulkusschub begleitenden Schmerzen und dyspeptischen Symptome in diesen Jahreszeiten häufiger und stärker ausgeprägt sind und deshalb häufiger diagnostiziert werden, während im Winter oder Sommer die Ulkusschübe häufiger stumm verlaufen könnten.

1.4 Mortalität

Nach deutschen Mortalitätsstatistiken hat sich von 1952 bis 1980 die Sterberate wegen eines gastroduodenalen Ulkus nicht signifikant geändert. Es zeigen sich jedoch Verschiebungen in den Untergruppen mit Abnahme der Sterberate beim männlichen Geschlecht für das Ulcus ventriculi und Zunahme der Sterberate beim weiblichen Geschlecht für das Ulcus duodeni. In den USA und Großbritannien sind die Zahlen für die Hospitalisation, Ulkuskomplikationen und Sterberate dagegen rückläufig (Abb. 1).

Die weltweite Analyse der alters- und geschlechtsspezifischen Sterberate für das peptische Ulkus weist ein *Kohortenphänomen* auf, d. h. die Sterberaten sind unterschiedlich in den verschiedenen Geburtsjahrgängen und bei den beiden Geschlechtern. So zeigt sich, daß diejenigen Generationen (= Geburtskohorten), die um 1880 geboren wurden, im Laufe des Lebens häufiger an einem Ulcus ventriculi starben als die zu einem früheren oder späteren Zeitpunkt Geborenen. Im Gegensatz dazu ist offensichtlich das Risiko für das Ulcus duodeni bei den 10 – 30 Jahre später (um die Jahrhundertwende) Geborenen am höchsten. In den letzten 10 Jahren sinkt die allgemeine Ulkusmortalität, weil Generationen mit dem höchsten Risiko vorwiegend an anderen Krankheiten verstorben sind.

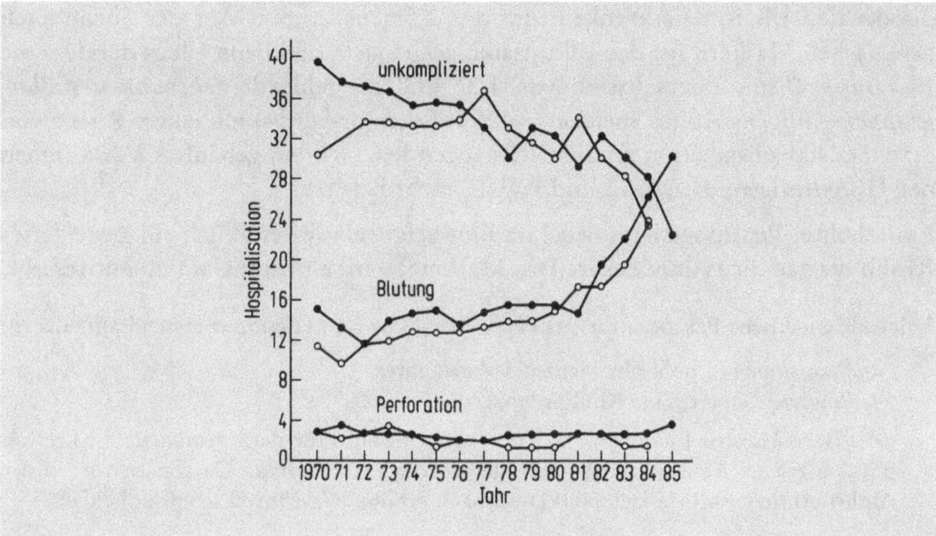

Abb. 1: Entwicklung der Hospitalisation wegen Ulcus ventriculi in den USA von 1970–1985. Während die Frequenz wegen unkompliziertem Ulkus ständig sinkt, wird ein Zuwachs von Ulkusblutungen bei gleichbleibender Häufigkeit von Ulkusperforationen registriert

• CPHA = Daten der Commission on Professional and Hospital Activities

o NCHS = National Center of Health Statistics

aus: Kurata, J.H. et al.: J. Clin. Gastroenterol. *10* (1988) 259–268

Über die für dieses Phänomen verantwortlichen Einflüsse, die auch für das Ulcus ventriculi, wenn auch mit anderer Richtung, gelten, läßt sich nur spekulieren. Wiederum werden zahlreiche Umweltfaktoren, schicksalhafte Belastung, wie Kriege, zivilisationsbedingter Anpassungsstreß an die Industriegesellschaften, Ernährungsgewohnheiten und die Infektion mit Helicobacter pylori oder dem Herpes simplex Virus diskutiert.

1.5 Ätiopathogenese der Ulkuskrankheit

1.5.1 Genetische Faktoren

Eine *familiäre Häufung* und genetische Disposition für das peptische Ulkus gilt als *gesichert*. Hierbei wird offensichtlich die Anlage für ein Ulcus duodeni bzw. ein Ulcus ventriculi unabhängig voneinander vererbt. Die *Zwillingsforschung* zeigt, daß eineiige Zwillinge eine höhere Konkordanz haben im Vergleich zu zweieiigen Zwilligen. Bei Verwandten 1. Grades ist das Risiko, an einem gastroduodenalen Ulkus zu erkranken, um das 2,5fache erhöht. Auf der Suche nach genetischen Markern für das Ulkusrisiko zeigte sich, daß beim Ulcus duodeni die *Blutgruppe 0* mit einem Risiko von 1,37 und die fehlende *Sekretion der Blutgruppen-Antigene AB* im Speichel (= Non-Sekretor-Status) mit einem Risiko von 1,5 eine Ulkusdisposition anzeigen. Dagegen ließ sich ein gehäuftes Vorkommen der HLA-Antigene B-5, B-12 und BW-15 nicht belegen.

Ein erhöhter Pepsinogen-1-Spiegel im Blut zeigt relativ verläßlich ein gesteigertes Risiko für das Ulcus duodeni an. Das Merkmal wird autosomal dominant vererbt.

Folgende genetische Faktoren für das peptische Ulkus sind zusammenfassend aufzulisten:

- *Familienstudien* (erhöhte Inzidenz bei Verwandten)
- *Zwillingsstudien* (erhöhte Konkordanz)
- *genetische Marker:* Blutgruppe 0, Non-Sekretor-Status, Hyperpepsinogenämie I, HLA, physiologische Abnormitäten (verzögerte Magenentleerung, Gastrinantwort u. a.), Alph-1-Antitrypsin-Mangel, 6-GPD-Mangel, erhöhte Geschmacksempfindlichkeit.

Weiterhin lassen sich bei Patienten mit Magengeschwüren gehäuft auch andere vererbte physiologische Störungen im Magen-Darm-Bereich nachweisen, die möglicherweise für die Entstehung eines Ulkus mitverantwortlich sind.

Derartige Syndrome sind:

- multiple endokrine Adenomatose mit Gastrinom (MEA, Typ I)
- systemische Mastozytose
- Ulkus-Tremor-Nystagmus-Syndrom

Zahlreiche genetische Faktoren und Merkmale sprechen mit unterschiedlicher Bedeutung für eine genetische Disposition beim peptischen Geschwürsleiden.

Der *Vererbungsmodus* ist als poly- oder heterogenetische Vererbungsform denkbar. Bei der *polygenetischen Form* interagieren zahlreiche unterschiedliche ulzerogene Genfaktoren mit Umwelteinflüssen, während der *heterogene Vererbungsmodus* dadurch bestimmt wird, daß ein Ulkus als das gleichförmige Endprodukt verschiedener Störungen und Erkrankungen aufgefaßt wird, die nicht direkt miteinander kausal verknüpft sind und deren Disposition auch unabhängig voneinander vererbt wird. Für die letztere Hypothese sprechen das Fehlen eines einfachen Vererbungsmodus nach Mendel sowie eine uneinheitliche pathophysiologische Störung für das Magen- und Zwölffingerdarmgeschwür sowie eine unterschiedliche Häufigkeit von Ulkustypen bei unterschiedlicher ethnischer Zugehörigkeit. Wahrscheinlich sind beide Vererbungsformen für die verschiedenen Ulkustypen mit ihren Untergruppen möglich.

1.5.2 Endogene Faktoren

Eine einheitliche Ursache für die Entstehung von Ulzera im Magen und Bulbus duodeni ist nicht bekannt. Vielmehr werden zahlreiche, unterschiedlich gewichtete ätiologische Faktoren und pathogenetische Mechanismen angeschuldigt. Hierbei können genetische (s. Absch. 1.5.1) – sog. *endogene Faktoren* und Mechanismen als Ausdruck gestörter physiologischer Vorgänge der gastroduodenalen Funktionseinheit – von *exogenen Faktoren*, Konditionen und Einflüssen unterschieden werden.

Im Mittelpunkt der pathogenetischen Überlegungen steht die Vorstellung eines gestörten Gleichgewichts zwischen *schleimhautaggressiven* Substanzen, wie Säure, Pepsin und zurückgeflossener Gallensalz- und lysolezithinhaltiger Duodenalsaft einerseits und den *schleimhautschützenden* Abwehrmechanismen, die durch die Schleim- und Bikarbonatsekretion des Oberflächenepithels sowie die endogene Prostaglandinbereitstellung, die Zellregeneration, die Mukosabarriere bestimmt werden (Abb. 2). Diese Störung der Homöostase der Magen- und Duodenalschleimhaut kann entweder durch Überwiegen der endogen *aggressiven Faktoren* oder durch *Verminderung der Schutzmechanismen* wie auch durch beide Vorgänge

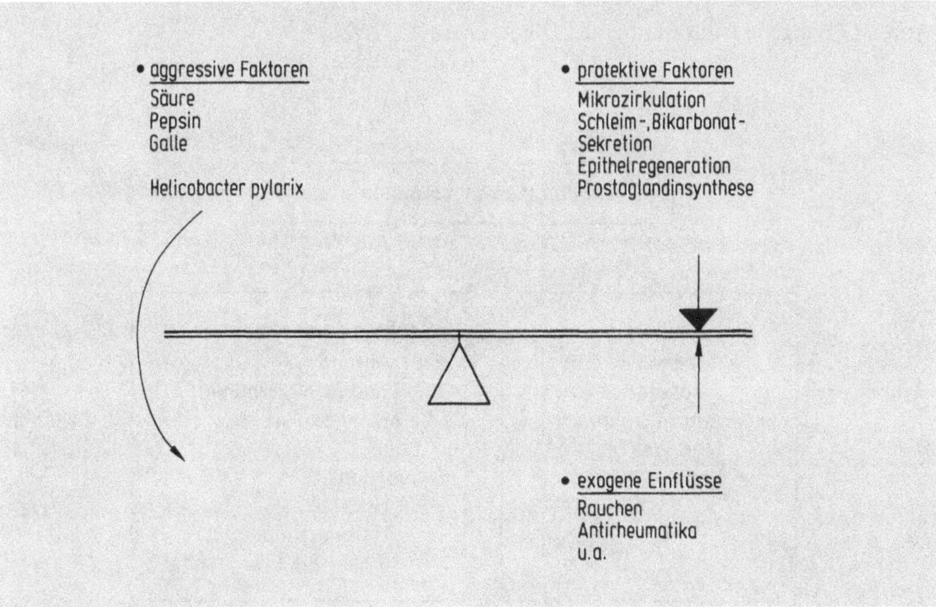

Abb. 2: Gleichgewicht zwischen aggressiven und protektiven Faktoren: Die Verschiebung des Gleichgewichts zugunsten der Aggression führt zum Ulkus, unabhängig davon, ob dies durch absolute Verstärkung der aggressiven oder Verminderung der protektiven Faktoren mit relativem Überwiegen der aggressiven Faktoren verursacht wird

verursacht werden (Abb. 3). Darüber hinaus wurden *exogene Faktoren*, wie Rauchen und die Einnahme von nicht-steroidalen Antirheumatika (NSAR), für die Ulkusgenese gesichert (Abb. 4).

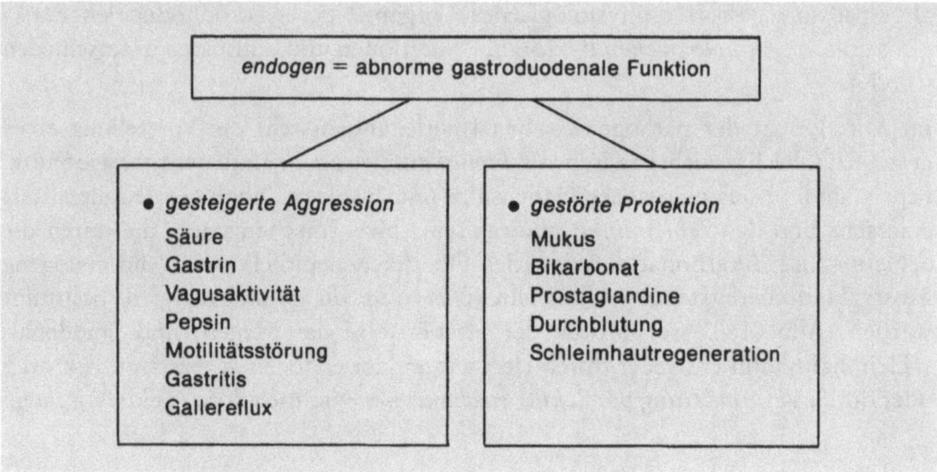

Abb. 3: Endogene Faktoren für die Ulkusgenese

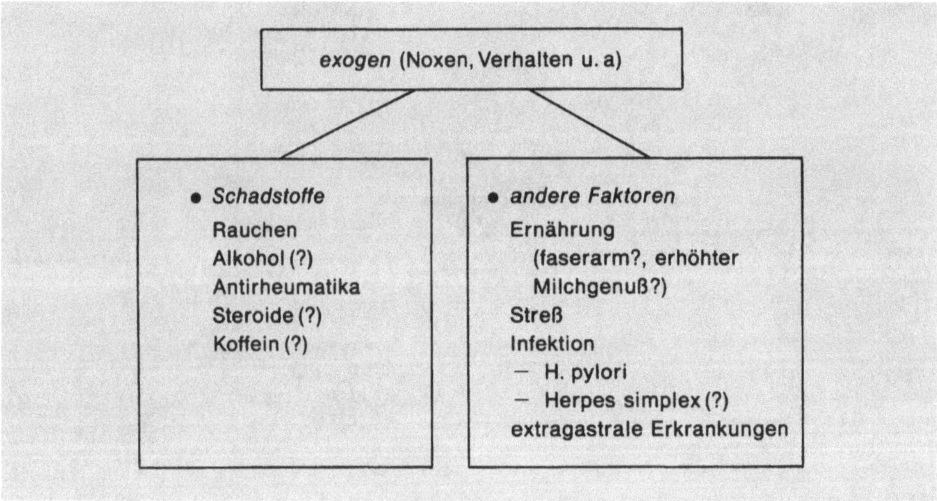

Abb. 4: Exogene Faktoren für die Ulkusgenese

Die heterogene Pathogenese des Gastroduodenalulkus wird durch zahlreiche, unterschiedlich gewichtete endogene Faktoren und exogene Einflüsse bestimmt. Sie alle stören das Gleichgewicht zwischen Aggressivität des Magensaftes und den natürlichen Schleimhaut-protektiven Abwehrmechanismen.

1.5.2.1 Aggressive Faktoren

- *Magensäure als wichtigster pathogenetischer Faktor*

Insbesondere beim Ulcus duodeni ist die Magensäure von zentraler pathogenetischer Bedeutung. Wenn auch Patienten mit Zwölffingerdarmgeschwür nicht in jedem Fall eine Hyperazidität zeigen, so spielen in erster Linie Störungen der Regulation der Säuresekretion eine entscheidende Rolle. So ließ sich bei Patienten mit Ulcus duodeni im Medianwert eine signifikante Erhöhung der mittleren basalen und der stimulierten Magensäureresekretion zeigen. Die Überlappung der Einzelwerte zu gesunden Normalpersonen war hierbei jedoch beträchtlich (Abb. 5). Es darf damit gerechnet werden, daß auch abhängig vom Alter ca. die Hälfte der Patienten mit Ulcus duodeni eine Hyperazidität, ca. 25% normale Sekretionswerte, während die restlichen 25%, bestehend aus einem Kollektiv von meist älteren Patienten, sogar eine Subazidität zeigen.

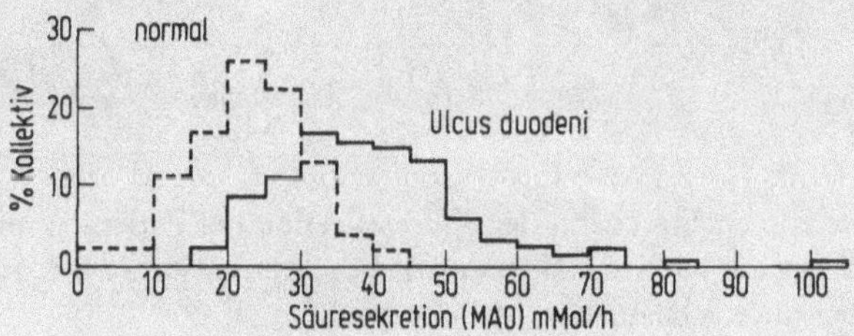

Abb. 5: Maximale Säureausschüttung unter i. v. Infusion mit Histaminphosphat (40 µg/kg KG/h) bei Patienten mit Ulcus duodeni (n = 237) im Vergleich zu Gesunden (n = 54). Beachte den signifikanten Unterschied der Mittelwerte bei gleichzeitiger starker Überlappung der Streuung (nach Kirkpatrick, J. R. et al., Gut *10* (1969) 760–762, aus (2))

Defekte der physiologischen Säuresekretion bei 20–50% der Patienten mit Ulcus duodeni sind (2):

- gesteigerte Parietalzellmasse
- erhöhte Sekretionskapazität

- erhöhter basaler Antrieb
- erhöhte Empfindlichkeit gegenüber Gastrin
- verminderte säureinduzierte Hemmung der überhöhten Säuresekretion und Gastrinfreisetzung (defekter feed back-Mechanismus zwischen Säure- und Gastrinfreisetzung)
- erhöhte Säurebelastung im Duosenum (Säureload)
- gesteigerte Magenentleerung
- erhöhte Pepsinogenspiegel im Blut

Histologische Untersuchungen aus den 40er Jahren zeigen, daß mit der Säuresekretion auch die Belegzellmasse bei Patienten mit Ulcus duodeni signifikant zunimmt.

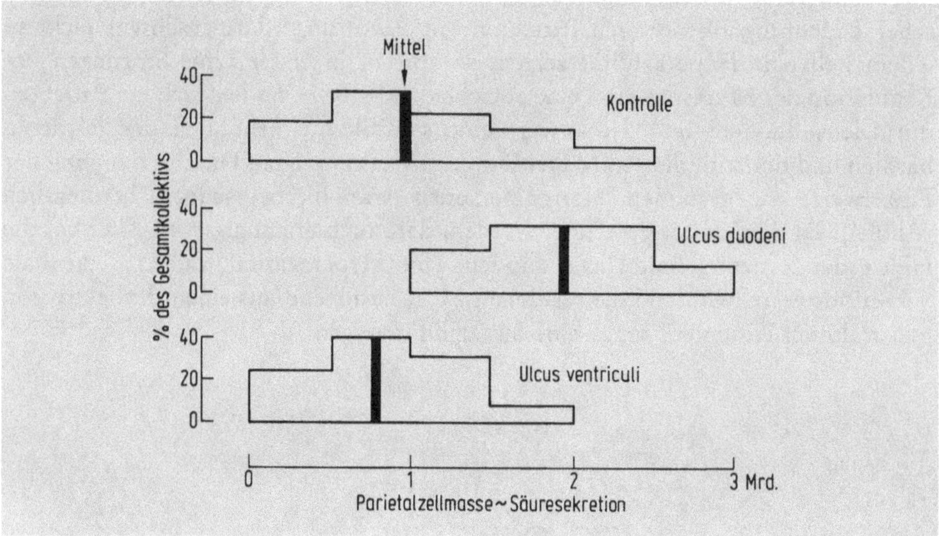

Abb. 6: Belegzellmasse entsprechend der Säuresekretion bei Patienten mit Ulcera duodeni et ventriculi im Vergleich zu Normalpersonen. Beachte die starke Streuung und Überlappung der Werte bei unterschiedlichen Mittelwerten
(nach Cox, A. J., Arch. Pathol. *54* (1952) 407–422, aus (2))

Weitere Untersuchungen beweisen, daß bei ca. der Hälfte der Patienten mit Ulcus duodeni sowohl die kephale und damit ausschließlich vagal ausgelöste Säuresekretion wie auch die durch Nahrungsaufnahme direkt im Magen angeregte Säuresekretion überhöht ist. Darüber hinaus ist auch die nächtliche Ruhesekretion um mehr als das 1,5fache bei Patienten mit Ulcus duodeni im Vergleich zu gesunden Kontrollpersonen erhöht. Weiterhin besteht bei Patienten mit Ulcus duodeni interessanterweise eine gesteigerte Empfindlichkeit gegenüber Pentagastrin (Abb. 7).

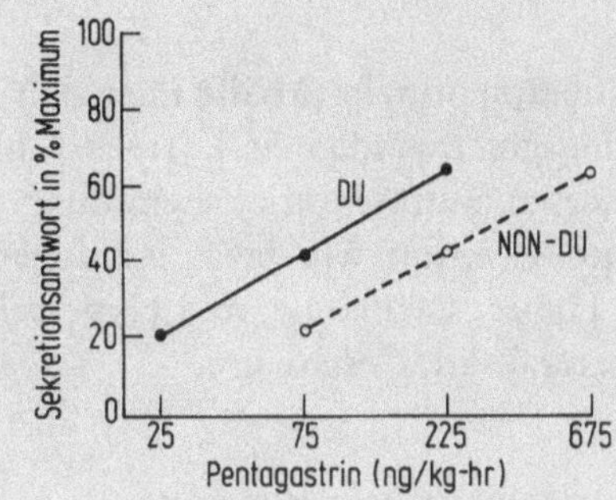

Abb. 7: Erhöhte Empfindlichkeit der Sekretionsantwort auf steigende Dosen von Pentagastrin bei Patienten mit Ulcus duodeni (DU) im Vergleich zu Gesunden (NON-DU). Die Dosis für die halbe maximale Sekretionsantwort (D_{50}) ist bei DU signifikant niedriger als bei NON-DU
(Nach Isenberg et al., J. Clin. Invest. 55 (1975) 330–337, aus (2))

Andere Untersuchungen zeigen, daß bei Patienten mit Ulcus duodeni der endogene Hemmechanismus der Magensäuresekretion durch pH-Abfall im Antrum vermindert ist. Dies führt zu einer verstärkten anhaltenden postprandialen Übersäuerung des Bulbus duodeni.

Patienten mit Ulcus duodeni haben im Durchschnitt eine überhöhte basale und stimulierte Magensäuresekretion. Außerdem reagieren sie zu hohem Prozentsatz stärker auf eine pharmakologische Stimulierung und zeigen eine Störung der postprandialen Abnahme der Säuresekretion.

Im Gegensatz zum Ulcus duodeni ist beim Magengeschwür der Zusammenhang mit der Säuresekretion weniger deutlich. Die starken Sekretionsschwankungen bei Patienten mit Ulcus ventriculi sind durch die Höhenlokalisation des Ulkus bedingt. So finden sich bei hochsitzenden Ulzera ventriculi signifikant niedrigere Werte als bei tiefer sitzenden Antrumulzera. Ursache hierfür ist das Ausmaß der chonischen Gastritis mit Atrophie der Fundus- und Korpusdrüsen, die bei hochsitzenden Ulzera vergleichsweise wesentlich stärker ausgeprägt ist. Außerdem wird diskutiert, daß die chronisiche Gastritis neben der Reduktion des säurebildenden Drüsenepithels auch eine verstärkte Durchlässigkeit für Salzsäure mit einem höheren Anteil der Säurerückdiffusion bewirkt. Weitere Argumente für die zentrale Bedeutung der Magensäure für die Pathogenese des Gastroduodenalukus sind:

- ohne sauren Magensaft kein peptisches Geschwür (Postulat von Schwarz, 1910)

- bei totaler Anazidität gibt es keine benignen Geschwüre im Magen oder Duodenum
- das säurehemmende Therapieprinzip (Medikamente, Vagotomie) ist besonders wirksam; die Abheilungsgeschwindigkeit korreliert hier signifikant mit der Stärke der medikamentösen Säuresekretionshemmung (s. Abschn. 4.2.6).
- extrem gesteigerte Säuresekretion wie beim Zollinger-Ellison-Syndrom oder anderen Formen der Hypergastrinämie mit Hypersekretion verursacht fast immer relativ therapierefraktäre Geschwüre.

- *Gastrin und weitere gastrointestinale Hormone*

Eine regelmäßige Erhöhung der Serumgastrinwerte läßt sich weder beim Ulcus duodeni noch beim Ulcus ventriculi nachweisen. Allerdings besteht eine erhöhte Freisetzungsbereitschaft für endogenes Gastrin nach einer Probemahlzeit bei Ulcus duodeni-Trägern. Beim Zollinger-Ellison-Syndrom wie auch bei der noch selteneren antralen G-Zellüberfunktion mit übersteigerter nahrungsinduzierter Gastrinfreisetzung ist eine zentrale Rolle des Gastrins für die Ulkusentstehung augenfällig.

Es wurde spekuliert, daß die Verminderung anderer endo- und parakriner Hormonmechanismen mit sekretionshemmenden Wirkungen besonders für die Ulcus duodeni-Genese bedeutungsvoll sein könnte. Beweise dafür, daß die in diesem Zusammenhang diskutierten Hormone Sekretin, gastrointestinales Polypeptid (GIP), Somatostatin, vasoaktives intestinales Polypeptid (VIP), Enteroglukagon, pankreatisches Polypeptid (PP) u. a. eine ursächliche Rolle für einen gesteigerten Säureantrieb spielen, fehlen bisher jedoch.

Die Gastrinfreisetzung spielt keine vordergründige Rolle bei der Ulkusgenese.

- *Pepsinogen*

Pepsin I und seine Vorstufen werden in der Korpusschleimhaut und Pepsin II in der Schleimhaut des gesamten Magens und des Bulbus duodeni produziert und sowohl in das Lumen als auch in das Blut abgegeben. Die Pepsin-I-Sekretion in den Magensaft korreliert mit der Säuresekretion und ist bei Patienten mit Ulcus duodeni demnach im Mittelwert gesteigert. Entsprechend finden sich bei diesen Patienten auch im Blut erhöhte Pepsinogen-I-Spiegel in mehr als der Hälfte der Fälle. Die *Hyperpepsinogenämie I* wurde auch als genetischer Marker für ein erhöhtes Ulcus duodeni-Rezidiv im Sinne einer Ulkusdiathese nachgewiesen, entsprechend einer genetisch vermittelten erhöhten Hauptzellmasse in den Magen-, Korpus- und Fundusdrüsen.

Für das Ulcus ventriculi ließ sich dagegen eine pathogenetische Rolle weder für die Pepsinsekretion noch für die Pepsinogenspiegel im Blut erkennen.

Der Pepsinogenstoffwechsel spielt beim Ulcus duodeni, nicht jedoch beim Ulcus ventriculi, eine wichtige Rolle.

• *Gallenreflux – ein Mukosaaggressor?*

Ein gesteigerter Reflux von galle- und pankreassafthaltigem Duodenalsekret in den Magen wurde insbesondere auf seine ulzerogene Wirkung beim Magenulkus untersucht. Hierbei bestand die spekulative Vorstellung, daß in erster Linie toxisch veränderte Gallensalze wie auch Lysolezithin eine chronische Gastritis vom pyloro-kardialen Ausbreitungstyp anregt als Wegbereiter für die Ulkusentstehung.

So fand man eine Refluxbeteiligung beim Ulcus ventriculi von 63%, bei Gastritis von 77%, während im normalen Magen nur zu 7% ein Reflux diagnostiziert wurde. Dieser hypothetische Mechanismus ist in einigen tierexperimentellen Untersuchungen bestätigt worden.

Weiter konnte mittels *Elektronenspin-Resonanz-Messungen* an isolierten Magenschleimhaut-Zellmembranen der Mechanismus der Gallensäurenschädigung näher definiert werden. So korreliert die Toxizität der verschiedenen Gallensäuren mit ihren Polaritätseigenschaften. Stark polare Gallensäuren und ihre Konjugate verursachen weniger Schleimhautschäden, mit abnehmender Polarität nimmt ihre mukosaschädigende Wirkung zu. Während für die polare Ursodesoxycholsäure keine toxischen Wirkungen bekannt sind, nimmt die Toxizität über die Chenodesoxycholsäure zur Desoxycholsäure zu.

Da bis heute kein wirksames medikamentöses Prinzip existiert, das den duodenogastralen Reflux kausal unterbindet, konzentrieren sich die therapeutischen Bemühungen auf die *adsorptive Bindung der Gallensäuren*. Von den heute zur Verfügung stehenden Therapeutika eignen sich hierfür die Antazida. Jedoch nicht alle antazid wirksamen Substanzen haben gute gallensäurenbindenden Eigenschaften.

Der Gallereflux spielt als „Mukosaagressor“ sehr wahrscheinlich eine Rolle bei der Entstehung peptischer Läsionen.

• *Chronische Gastritis – Wegbereiter für die Ulkusentstehung?*

Die Frage, ob die chronische Gastritis den Boden für die Entstehung eines Ulkus bereitet, ist bisher nicht endgültig geklärt. Eine neue Untersuchung über 10 Jahre zeigt, daß die Wahrscheinlichkeit, ein Ulkus zu bekommen, bei Patienten mit chronisch aktiver H. pylori-positiver Gastritis 10,6%, ohne Gastritis nur 0,8% beträgt. Der höchste Prozentsatz, nämlich 27,3%, lag bei Patienten im Alter zwischen 41 und 60 Jahren.

Die beim Magenulkus gehäuft gefundene chronische Gastritis mit Atrophie könnte auch auf das höhere Durchschnittsalter von Patienten mit diesem Ulkustyp mit einer erhöhten allgemeinen Gastritisprävalenz zurückzuführen sein, jedoch ist eine direkte kausale Verknüpfung der Pathomechanismen nicht auszuschließen. Gegen die These spricht, daß die Magengeschwüre nicht etwa im Bereich der stärksten Ausprägung der Gastritis, sondern immer an der Grenze von Gastritis zu normaler, nicht entzündlich veränderter Schleimhaut entstehen.

Dagegen konnte durch neuere Untersuchungen für das Ulcus duodeni die chronische, durch Helicobacter pylori induzierte aktive Typ-B-Gastritis als essentielles pathogenetisches Bindeglied wahrscheinlich gemacht werden. Es besteht die bisher nicht endgültig bewiesene Vorstellung, daß die chronische H. pylori-induzierte Typ-B-Gastritis sich vom Antrum in den Bulbus duodeni ausbreitet und hier zu einer Metaplasie führt. Auf dem Boden der gastralen Metaplasie verursacht dann die überhöhte Säurebelastung des Bulbus duodeni als weiteres essentielles Bindeglied für die Ulkusgenese den Schleimhautdefekt im Bereich der gastralen Metaplasie des Bulbus duodeni (Abb. 8). Weitere, bisher nicht näher identifizierte pathogenetische Faktoren sind jedoch auch bei diesem Modell wahrscheinlich.

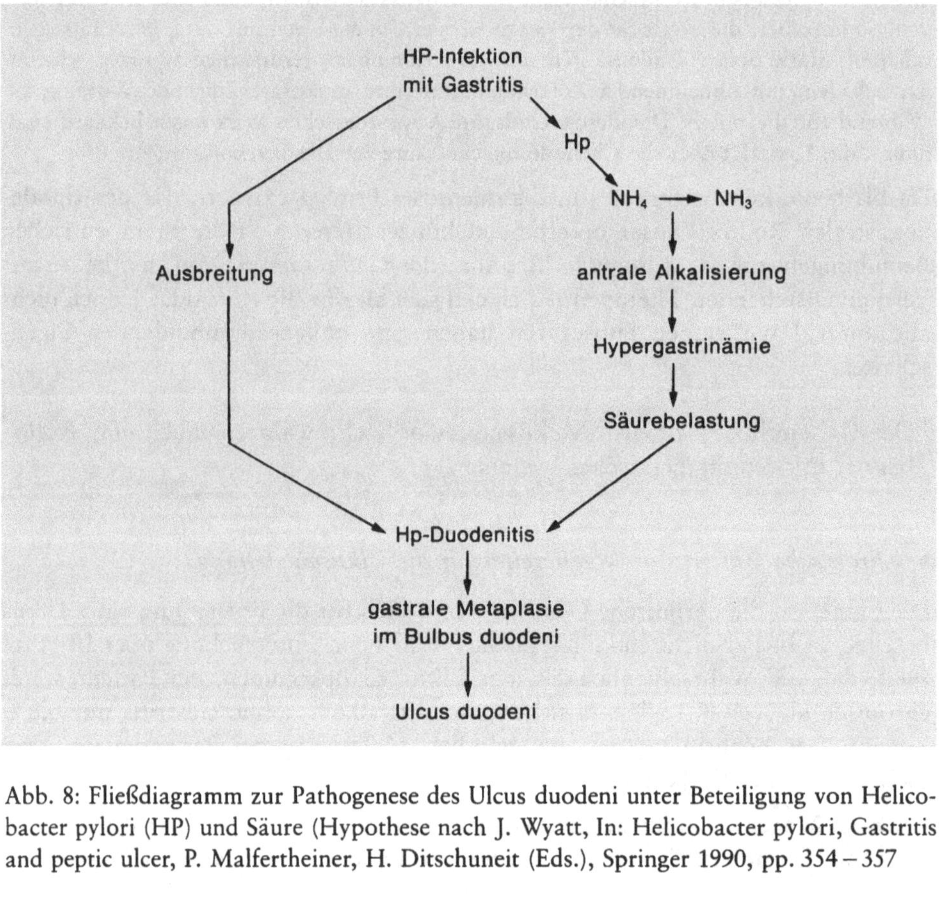

Abb. 8: Fließdiagramm zur Pathogenese des Ulcus duodeni unter Beteiligung von Helicobacter pylori (HP) und Säure (Hypothese nach J. Wyatt, In: Helicobacter pylori, Gastritis and peptic ulcer, P. Malfertheiner, H. Ditschuneit (Eds.), Springer 1990, pp. 354–357

Die durch H. pylori induzierte chronische Typ-B-Gastritis ist ein essentielles pathogenetisches Bindeglied in der Entstehung des Ulcus duodeni, nicht jedoch des Ulcus ventriculi.

- *Motilitätsstörungen*

Nach der Stasetheorie von Dragstedt aus den 50er Jahren ist eine *verzögerte Magenentleerung* ein pathogenetisch wichtiger Faktor für die Entstehung eines Ulkus im Antrum. Als wesentlicher Mechanismus wurde hierbei eine *verstärkte Säurebelastung* im Magenausgangsbereich durch gestörte Entleerung der Magensäure angenommen. Gegen diese Theorie spricht jedoch, daß beim Ulcus ventriculi eher eine verminderte Azidität besteht und die nachweisbare leichte Hypergastrinämie eher auf diese verminderte Säurebildung und Schleimhautatrophie zurückzuführen ist. Auch konnten bisher regelmäßig Magenentleerungsstörungen bei Patienten mit einfachen, unkomplizierten Ulzera im Antrum nicht nachgewiesen werden.

Eine weitere Theorie besagt, daß eine *gestörte pyloro-antrale Motilität* durch *Verdickung der Antrum- und Pylorusmuskulatur* mit Fibrosierung und Untergang von Muskelgewebe und autonomen Ganglienzellen eine pathogenetisch wichtige Rolle beim Magenulkus spielt. Jedoch konnte auch diese Möglichkeit in weiteren experimentellen Untersuchungen nicht untermauert werden.

Beim Ulcus duodeni läßt sich in zahlreichen Untersuchungen eine beschleunigte Magenentleerung nachweisen. Die Pufferwirkung der aufgenommenen Speisen wird dadurch abgeschwächt, woraus eine längere Säurebelastung für das obere Duodenum resultiert. In neueren Untersuchungen ließen sich jedoch weder eine gestörte Säureclearance des Bulbus duodeni noch eine beschleunigte gastroduodenale Transitzeit bestätigen.

Bisher ließen sich keine signifikanten Motilitätsstörungen für die Ulkusgenese von Magen und Duodenum nachweisen.

1.5.2.2 Gestörte Schutzmechanismen

- *Mukosabarriere*

Unter der sog. Mukosabarriere versteht man Mechanismen, die eine Rückdiffusion von lumenwärts sezernierten H^+-Ionen in die Schleimhaut verhindern. Nach der Theorie von Davenport sind sowohl die lumenwärts gerichteten Zellmembranen des Oberflächenepithels als auch insbesondere die Kittlinien als Verbindungen zwischen den einzelnen Zellen undurchlässig für die in das Lumen abgegebene Säure. Nur hierdurch wird ein Konzentrationsgefälle für H^+-Ionen mit dem Faktor 1 : 10^6 gewährleistet. Unterstützt wird die Schleimhautbarriere durch die Schleimsekretion. Bikarbonat wird vom Oberflächenepithel abgegeben, wodurch der Schleim stabilisisert wird und evtl. rückdiffundierte H^+-Ionen neutralisieren kann. Bei Patienten mit Ulcus duodeni wurde eine signifikant verminderte Bikarbonatsekretion in der proximalen Duodenalschleimhaut (nüchtern und unter Säurebelastung) mit verminderter Neutralisationskapazität nachgewiesen.

Das Ausmaß der Schleim- und Bikarbonatsekretion wird in erster Linie durch die endogene Bereitstellung von Prostaglandinen der Klasse E gesteuert, die außerdem noch die Säure- und Gastrinsekretion hemmen. Endogene Eikosanoide erweisen sich in tierexperimentellen Ulkusmodellen als hochwirksame Schutzstoffe, sogar gegen extreme Belastungen, wie kochendes Wasser, absoluter Alkohol und hoch prozentige, in den Magen instillierte Säure und Lauge. Außerdem verstärken die Prostaglandine nachweislich die Proliferationsrate des Oberflächenepithels, die normalerweise 4–6 Tage beträgt. Durch die beschleunigte Regeneration ist eine schnellere Reparation von kleinen akuten Läsionen dann möglich. Ein weiterer günstiger Schutzeffekt der Prostaglandine wird auf eine Verbesserung der Mikrozirkulation und damit erhöhtem Angebot von Sauerstoff und energiereichen Substraten zurückgeführt. Die Bedeutung der endogenen Prostaglandinwirkung für die Ulkusgenese wurde auch indirekt in Tierexperimenten nachgewiesen, in denen Ulzera durch Verabreichung von Antikörpern gegen Prostaglandine der Klasse E_2 mit Aufhebung der Prostaglandineffekte erzeugt wurden.

Die Schutzfunktion der Magenschleimhaut gewährleistet u. a.:
- Sekretion von Schleim und Bikarbonat
- Durchblutung (Mikrozirkulation)
- Bildung und Freisetzung von Prostaglandinen
- Proliferationsrate des Epithels.

- *Zytoprotektion*

Die komplexen ineinandergreifenden Schutzmechanismen, für die die Prostaglandine offensichtlich eine zentrale Schlüsselrolle haben, wurden auch unter dem Begriff der Zytoprotektion zusammengefaßt. Der Begriff ist insofern unscharf, als er lediglich auf den Schutz der Einzelzelle, nicht jedoch der gesamten Schleimhautintegrität abzielt. Eine Störung der endogenen Prostaglandinbereitstellung konnte nur für das Ulcus duodeni, nicht jedoch für das Ulcus ventriculi wahrscheinlich gemacht werden. Weitere experimentelle Untersuchungen zu dieser komplexen Frage sind jedoch notwendig. Hinweise auf die wichtige Rolle der endogenen Prostaglandine für die Erhaltung der Schleimhautschutzfunktion ergeben sich auch aus den klinischen Beobachtungen von sog. Antirheumatika-

Ulzera, die bei Patienten ohne bisherige Ulkusanamnese durch die Verabreichung von nicht-steroidalen Antirheumatika (NSAR), insbesondere von Salizylaten, auftreten.

1.5.3 Exogene Faktoren

Eine Reihe von exogenen Faktoren wird für die Ulkusentstehung angeschuldigt: *Ernährungsgewohnheiten*, *Genußstoffe* (Rauchen, Alkohol, Kaffee), bestimmte *Medikamente*, allgemeine *Lebensgewohnheiten* und *Streßbelastung*. Für die wenigsten konnte jedoch eine kausale Bedeutung nachgewiesen werden. Neben äußeren Noxen wurden auch Infektionen auf ihre mögliche ulzerogene Wirkung untersucht. Dies betrifft in erster Linie die Herpes simplex-Infektion und in besonderem Maße die Besiedlung der Magenschleimhaut mit H. pylori (früher: Campylobacter pylori). Außerdem werden Krankheiten in anderen Organsystemen als ulzerogen angeschuldigt (s. Abb. 4).

1.5.3.1 Rauchen, Kaffee, Ernährung, Streß, Alkohol

- *Welche Rolle spielt das Rauchen?*

Der Zigarettenabusus ist als wichtiger pathogenetischer Faktor für die Entstehung des Zwöffingerdarmgeschwürs nachgewiesen, während dieser Zusammenhang für das Magengeschwür bisher nicht eindeutig gesichert ist. Raucher entwickeln doppelt so häufig Zwölffingerdarmgeschwüre. Die frühere Dominanz der Männer verschiebt sich in den letzten Jahren zunehmend zugunsten des weiblichen Geschlechts, bei dem ein verstärkter Zigarettenkonsum beobachtet wird. Nicht nur die Ulkusentstehung, sondern auch die -heilung und die Rezidivrate werden negativ beeinflußt. Nikotinabstinenz übt andererseits einen günstigen Effekt auf die Heilung bzw. die Rezidivrate aus.

Der *Mechanismus der ulkusfördernden Wirkung* des Zigarettenrauchens ist bisher nicht geklärt. Denkbar ist eine nikotinvermittelte Erhöhung der *Sensitivität gegenüber vagalen Reizen* mit daraus resultierender Hyperazidität. Diese läßt sich jedoch regelmäßig nicht bei Rauchern nachweisen. Wahrscheinlich ist dagegen eine durch das Rauchen verursachte *Störung der gastroduodenalen Motilität* mit verzögerter Magenentleerung und gesteigertem duodenogastralen Reflux sowie Verminderung der Prostaglandinsynthese, die experimentell nachgewiesen wurde. Außerdem sind über diese Mechanismen auch eine Verminderung der Bikarbonatsekretion und der Durchblutung der Magen- bzw. Bulbusschleimhaut möglich.

Rauchen erhöht das Risiko nur für das *Ulcus duodeni*. Der Wirkungsmechanismus ist hierbei nicht geklärt. Eine ulzerogene Komponente für das *Magengeschwür* ist bislang nicht nachgewiesen.

- *Ist Kaffee bzw. Koffein ulzerogen?*

Koffein ist ein schwacher Säurestimulator, koffeinfreier Kaffee führt jedoch zu einer ähnlich leichten Sekretionssteigerung, die wohl eher auf die Röstprodukte im Kaffee zurückzuführen ist. Weder für den Magen noch für das Duodenum läßt sich in kontrollierten Untersuchungen eine überdurchschnittliche Korrelation von Kaffeegenuß und Ulkushäufigkeit nachweisen. Ein ulzerogener Effekt von koffeinhaltigen Getränken, zu denen auch Cola zu zählen ist, besteht offensichtlich nicht.

Kaffee und andere koffeinhaltige Getränke haben keine ulzerogene Wirkung.

- *Fördert Alkohol die Ulkusentstehung?*

Weder epidemiologisch noch experimentell läßt sich eine ulzerogene Wirkung von Alkohol nachweisen. Ausnahme sind Alkoholiker mit Leberzirrhose und einer gesteigerten Ulkushäufigkeit. Alkohol verursacht entgegen einer früheren Annahme auch keine Hyperazidität. Offensichtlich ist der nachgewiesene schleimhautschädigende Effekt von hochprozentigen Alkoholika – sichtbar an der Auslösung einer akuten Gastritis mit Erosionen und der Störung der Mukosabarriere mit Abnahme der Potentialdifferenz – beteiligt, fördert jedoch nicht die Entstehung eines peptischen Ulkus. In einer epidemiologischen Studie findet sich sogar eine verminderte Prävalenz bei Männern mit mäßigem Alkoholgenuß gegenüber abstinenten Ulkuspatienten. Vor kurzem wurde gezeigt, daß alkoholische Getränke nicht durch ihren Alkoholgehalt, sondern durch Beistoffe wie Proteine die Magensäuresekretion stimulieren. Während Bier und Wein starke Säurelocker sind, hat z. B. Whisky keinen Einfluß auf die Säuresekretion.

- *Welche Rolle spielt die Ernährung? Gibt es ulzerogene Nahrungsstoffe?*

Entgegen der weit verbreiteten Meinung, daß bestimmte Ernährungsgewohnheiten die Ulkuskrankheit mit auslösen bzw. verschlimmern können, geben kontrollierte Studien weder Hinweise auf ulzerogene Nahrungsmittel noch auf eine Schutzfunktion bestimmter Diäten. Selbst der Einfluß scharfer Gewürze (Chili, Pfeffer) kann in kontrollierten Untersuchungen nicht gesichert werden. In einer kürzlichen Studie zeigte eine milchreiche Kost eher einen ungünstigen Effekt auf die Ulkusheilung und -beschwerden. Umgekehrt geben weitere Untersuchungen zwar Hinweise darauf, daß in Ländern mit einem hohen Anteil an Fasern oder pflanzlichen Fetten einschließlich der Linolensäure als Prekursor für die Prostaglandinsynthese die Ulkusprävalenz zwar relativ niedrig ist; ein Kausalzusammenhang aus dieser eher epidemiologischen Untersuchung läßt sich jedoch nicht ableiten. In der vor kurzem in Deutschland durchgeführten Ulcus duodeni-Langzeitstudie (sog. Ruder-Studie) zeigte sich, daß Patienten mit einer relativ erhöhten Kalorienaufnahme, unabhängig vom Körpergewicht, eine schlechtere Heilungstendenz des endoskopisch nachgewiesenen Ulcus duodeni hatten; diese Beobachtung läßt jedoch bisher noch keinen Schluß auf einen kausalen Zusammenhang erkennen.

Die Ernährung spielt für die Ulkusgenese keine Rolle. Diäten helfen nicht!

- *Psychische Belastungen – Streßsituationen*

Kontrollierte Studien lassen einen Kausalzusammenhang zwischen psychischer Belastung und akutem Ulkusschub bzw. der Abheilungsdauer nicht erkennen. Man hat zahlreiche psychosomatische Konzepte einer „Ulkuspersönlichkeit" entwickelt, die strengen wissenschaftlichen Kriterien nicht standhalten. Dies gilt auch für spezifische Konflikte des Geborgenheitsverlustes, der chronischen Angst, sowie belastender Lebenssituationen, sog. Schicksalschläge. Auch das Zusammenspiel unspezifischer psychischer Faktoren und genetisch verankerter Marker konnte bisher nicht bewiesen werden.

Darüber hinaus scheint es auch keine typische extrovertierte, neurotische Ulkuspersönlichkeit zu geben.

Psychosomatische Einflüsse sind als Kausalfaktoren bisher für die Ulkusentstehung nicht bewiesen.

Streßulzera werden dagegen nicht durch psychische, sondern durch abnorme physische Belastungen bei schwerer Grundkrankheit und verschiedener Organinsuffizienzen ausgelöst. Hier werden fehlgesteuerte Adaptationsmechanismen der Schleimhaut gegenüber der aggressiven Säure und peptischen Aktivität des Magensaftes angenommen, möglicherweise vorwiegend vermittelt über Durchblutungsstörungen der Schleimhaut. Diese Streßulzera lassen sich histologisch, durch fehlende bindegewebige Umgebungsreaktionen von peptischen Geschwüren unterscheiden.

- *Können Infektionen zum Ulkus führen?*

Ein Kausalzusammenhang zwischen Herpes-(HV) und Zytomegalie-Virus-Infektion ist nicht erkennbar. In neueren Untersuchungen kann lediglich eine gehäufte Assoziation von Gastroduodenaluzera mit HV-Infektion beobachtet werden.

1.5.3.2 Helicobacter pylori (H. pylori, HP)

Es gilt als gesichert, daß die Infektion der Magenschleimhaut mit Helicobacter pylori zu einer chronischen Gastritis führt, die neben Rundzellinfiltration als besonderes Charakteristikum eine unterschiedlich dichte Infiltration mit neutrophilen Granulozyten aufweist. Diese H. pylori-induzierte Typ B-Gastritis findet sich nahezu bei *allen* Patienten mit Ulcus duodeni, dagegen nur in ca. 70% beim Ulcus ventriculi. Inwieweit ein HP-vermittelter Ulkussubtyp auch beim Ulcus ventriculi vorliegt, ist bisher nicht gesichert.

Die pathogenetische Rolle des HP für das peptische Ulcus duodeni ist bisher nicht eindeutig gesichert. Neuere Befunde sprechen dafür, daß die Ausbreitung der HP-Infektion vom Antrum auf das Duodenum zu einer für das Bakterium typischen Duodenitis führt: Entwicklung einer Magenschleimhautmetaplasie im Bulbus duodeni, die mit einer verstärkten Säurebelastung des Bulbus duodeni Wegbereiter eines Ulkus im Bulbus ist. Außerdem soll die verstärkte Alkalisierung im Antrum (Abgabe von Ammoniak durch den Keim) zu einer Hypergastrinämie mit erhöhter Säurebelastung führen (Abb. 8).

Die Entstehung eines peptischen Ulkus ist an die Besiedlung der Magen- und Bulbusschleimhaut mit H. pylori eng assoziiert. Medikamentöse Beseitigung (= Eradikation) des Keims verhindert Ulcus duodeni-Rezidive, bis eine Neubesiedlung wieder einsetzt (s. Abschn. 4.2.9).

Somit darf geschlossen werden, daß bei den peptischen Ulcera duodeni HP eine wichtige permissive Rolle in der pathogenetischen Kette spielt, ähnlich wie dies für die Säuresekretion zutrifft. Offen ist hierbei jedoch die Frage, warum das häufige Zusammentreffen von HP-positiver B-Gastritis und Säuresekretion nur relativ selten zur Ulkusentstehung führt.

Folgende Argumente sprechen für die pathogenetische Rolle von H. pylori beim Ulcus duodeni:

- hohe Prävalenz von HP beim Ulcus duodeni (> 95% vs. ca. 40% bei Kontrollen)
- 20fach höheres Ulkusrisiko bei Patienten mit HP-positiver chronischer Typ-B-Gastritis vs. HP-negativen Kontrollen
- signifikante Assoziation von HP-positiver chronischer Typ-B-Gastritis und gastraler Metaplasie im Bulbus beim Ulcus duodeni
- schnellere Abheilung durch Keimelimination
- Ausbleiben von Rezidiven nach Keimeradikation

1.5.3.3 Steroide und nicht-steroidale Antirheumatika (NSAR)

- *Erhöht die Einnahme von NSAR das Risiko für peptische Ulzera?*

Eine ulzerogene Wirkung wurde früher nur für Acetylsalizylsäure, nicht jedoch für die anderen NSAR angenommen, obwohl auch für diese Medikamente experimentell akute Schleimhautläsionen und eine Prostaglandinverarmung der Magenschleimhaut nachgewiesen werden. Neuere epidemiologische Studien beweisen das ulzerogene Potential auch der anderen NSAR. Hierbei fällt auf, daß sich die NSAR-Ulzera klinisch von den peptischen Ulzera durch geringere Schmerzen und häufigere Blutungen unterscheiden. Es zeigt sich, daß NSAR-vermittelte Ulzera ein 2fach erhöhtes Risiko für Komplikationen (Blutung, Perforation) und ein 4fach erhöhtes Mortalitätsrisiko aufweisen im Vergleich zu den peptischen Ulzera. Inwieweit hierbei das spontan entstehende Rezidiv eines peptischen Ulkus durch die gleichzeitige Einnahme von NSAR kompliziert wird oder ob die primär durch NSAR-induzierten, nicht peptischen Ulzera zu häufigeren Komplikationen neigen, ist nicht eindeutig gesichert. Für eigenständige NSAR-Ulzera sprechen die Beobachtungen, daß NSAR-Ulzera-Patienten zumeist eine leere Ulkusanamnese haben und daß in einer weit angelegten Rezidivstudie für das Ulcus duodeni die NSAR nicht als Risikoindikator nachgewiesen wurden im Gegensatz zum Rauchen und anderen Faktoren (Analyse der Ruder-Studie).

Spekulationen, daß die rheumatische Grunderkrankung per se gehäuft mit peptischen Ulzera einhergeht, ist wissenschaftlich nicht bewiesen. Es wird immer wieder diskutiert, daß die verschiedenen NSAR ein unterschiedliches ulzerogenes Risiko beinhalten, ohne daß dies im Vergleich untersucht und bewiesen worden wäre. Es ist jedoch möglich, daß Ibuprofen, Diclofenac und Pirocicam aufgrund klinischer Beobachtungen ein geringeres Ulkusrisiko in sich tragen als z. B. Indometacin, Citoprofen oder Naproxen.

Die Ursaache für die ulzerogene Wirkung der NSAR einschließlich der Azetylsalizylsäure (ASS) wird in einer Hemmung der endogenen Prostaglandin-E_2-Synthese in der Magenschleimhaut gesehen, welche wichtige Schutzfunktionen gegen die peptische Aktivität des sauren Magensaftes vermittelt (Einzelheiten s. Abschn. 1.5.2.2).

Nicht-steroidale Antirheumatika (NSAR) einschließlich der Azetylsalizylsäure (ASS) sind ulzerogen. NSAR- und ASS-Ulzera unterscheiden sich in zahlreichen Merkmalen vom einfachen peptischen Gastroduodenalulkus. NSAR erhöhen jedoch wahrscheinlich nicht die Rezidivrate beim chronisch-rezidivierenden Ulkusleiden.

- *Sind Glukokortikoide ulzerogen?*

Im Gegensatz zu ASS und den anderen NSAR ist die ulzerogene Wirkung von Glukokortikoide umstritten. Lediglich bei Patienten mit überhöhter Tagesdosis über mehr als 4 Wochen findet sich eine leicht erhöhte Ulkusfrequenz. Auch sind Komplikationen, wie Perforationen und Blutungen, unter mäßig dosierter Glukokortikoidlangzeittherapie durchaus nicht häufiger.

Tierexperimentell ist unter extrem hohen Kortisondosen zwar die Prostaglandinsynthese durch Hemmung der Umbaurate von Phospholipiden zur Arachidonsäure, dem Precursor der Prostaglandinsynthese, eingeschränkt. Schleimhautschäden im Magen- oder Duodenum treten dabei nicht auf.

Inwieweit andererseits ein spontan entstandenes peptisches Ulkus durch gleichzeitige Verabreichung von Glukokortikoide langsamer abheilt bzw. komplizieren kann, ist bisher nicht eindeutig gesichert.

Glukokortikoide sind nicht direkt ulzerogen, verzögern jedoch in hohen Dosen die Ulkusheilung.

1.5.3.4 Extragastrale Erkrankungen

Bei dieser Frage kann zwischen ulkusfördernden und -schützenden extragastralen Erkrankungen und chronischen Organinsuffizienzen unterschieden werden. In vielen Fällen ist die Kausalität nicht gesichert, vielmehr handelt es sich um klinische Beobachtungen und vage Assoziationen ohne Beweiskraft. Streßulzera, die durch extreme physische Belastungen, Organinsuffizienzen und schwerste organische Krankheitszustände ausgelöst werden, sollen hierbei nicht berücksichtigt werden.

• *Krankheiten, die die Ulkusentstehung fördern*

Ein direkter Zusammenhang zwischen Ulkus und Grundkrankheit ist beim *Zollinger-Ellison-Syndrom* gegeben, bei dem das i. d. R. im Pankreas oder oberen Dünndarm gelegene Gastrinom über eine exessive Gastrinausschüttung eine extreme Hyperazidität mit therapierefraktären und komplikationsgefährdeten Ulzera verursacht, die zusätzlich in den unteren Duodenalabschnitten lokalisiert sein können. Die gehäufte Assoziation von Gastroduodenalulzera und *primärem Hyperparathyreoidismus* (HPT) ist ebenfalls auf das gleichzeitige Auftreten eines *Gastrinoms bei multipler endokriner Adenomatose (MEA)* vom Typ I zurückzuführen. Der alleinige HPT verursacht keine erhöhte Ulkusinzidenz (Tab. 1).

Nach operativer Entfernung großer Anteile des Dünndarms, *Kurzdarmsyndrom*, werden gehäuft Ulzera beobachtet, die auf eine reaktive Hypergastrinämie mit Hyperazidität durch Verminderung inhibitorischer Einflüsse des entfernten Dünndarms auf die Magensekretion zurückgeführt werden. Bei *chronischer Niereninsuffizienz* werden ebenfalls gehäuft Ulzera im Magen und Bulbus duodeni beobachtet, ohne daß der Mechanismus hierfür gesichert ist. Eine relative Hyperazidität bei vermindertem Schleimhautschutz wird angenommen. Die Häufung von Ulzera bei *chronischen Lungenerkrankungen* wird in erster Linie auf den begleitenden Nikotinabusus zurückgeführt.

Das *hepatische Gastroduodenalulkus* bei Leberinsuffizienz, in der Regel auf dem Boden einer Leberzirrhose, erklärt man mit einem verminderten Abbau von Gastrin und einer daraus resultierenden Hyperazidität.

Tab. 1: Extragastrale Erkrankungen, die Ulkusschübe auslösen können (HWZ = Halbwertzeit der Ulkusheilung)

• *bewiesene Kausalität:*	*Auslösender Mechanismus*
Gastrin-produzierende Inselzelltumoren (Gastrinom, Zollinger-Ellison-Syndrom)	Hyperazidität
• *wahrscheinliche Kausalität:*	
chronisch-obstruktive Lungenerkrankungen (COLD)	Rauchen
chronisches Nierenversagen (Hämodialyse nach Nierentransplantation)	Hyperazidität? urämische Gastritis?
Leberzirrhose	Hyperazidität?
Kurzdarmsyndrom	Hyperazidität, Hypergastrinämie
rheumatoide Arthritis	NSAR
systemische Mastozytose basophile Leukämie	Hyperhistaminämie mit Hyperazidität
• *kausale Assoziation möglich, nicht bewiesen*	
Cushing-Syndrom	Bauchaortenaneurysma
primärer Hyperparathyreoidismus	Myasthenia gravis
Polycythaemia vera	Nierensteinleiden
Morbus Crohn	Alpha-1-Antitrypsin-Mangel
chronische Pankreatitis	Bronchialkarzinom u. a.
zystische Pankreasfibrose	
Karzinoidsyndrom	
koronare Herzinsuffizienz	
Herzinfarkt	

Ein interessanter ulzerogener Mechanismus wird bei der *Mastozytose*, der *Urticaria pigmentosa* bzw. der basophilen Leukämie angenommen: Das bei diesen Erkrankungen erhöhte Histamin im zirkulierenden Blut führt zur Hyperazidität mit der Folge häufiger und oft komplizierter Ulkusrezidive. Typisch für diese Ulkusklasse ist das besonders gute Ansprechen auf H_2-Rezeptoren-Antagonisten. Die Frage, inwieweit eine rheumatische Erkrankung, wie z. B. eine rheumatoide Arthritis, per se zum Ulkus disponiert oder die erhöhte Ulkusinzidenz bei diesen Erkrankungen durch die begleitende antirheumatische Therapie bedingt ist, ist bisher nicht geklärt.

- *Krankheiten, die vor der Ulkusentstehung schützen können*

Eine bewiesene Kausalität zwischen einer organischen Erkrankung und dem Fehlen von peptischen Duodenalulzera ist ausschließlich für die *perniziöse Anämie* gesichert, die im strengeren Sinne nicht zur Gruppe der extragastralen Erkrankungen gehört.

Bei dieser Erkrankung fehlt jegliche peptische Aktivität. Ihr liegt eine atrophische chronische Gastritis mit vollständiger Achlorhydrie zugrunde. Ein herabgesetztes Risiko für die Ulkusentstehung wird auch bei anderen extragastralen Erkrankungen diskutiert:

- *bewiesene Kausalität:* perniziöse Anämie (Achlorhydrie)
- *wahrscheinliche Kausalität:* arterielle Hypertonie (?), Morbus Addison (atrophische Gastritis, Achlorhydrie?), Hypoparathyreoidismus
- *Assoziation, nicht gesichert:* Diabetes mellitus, Cholelithiasis, Ösophaguskarzinom

2 Klinik der Ulkuskrankheit

● *Gibt es eine typische Ulkussymptomatik?*

Eine enge Korrelation zwischen dem Auftreten und der Schwere von „Magenbeschwerden" und der Ulkusentstehung besteht nicht. So erlaubt die Art von Ulkusbeschwerden, insbesondere die Schmerzcharakteristik und -intensität, keine sichere Unterscheidung zwischen Magen- oder Zwölffingerdarmgeschwür. Die frühere Annahme, daß sich das *Ulcus ventriculi* besonders durch *postprandiale Schmerzsteigerung* und das *Ulcus duodeni* durch *Nüchtern-* und *Nachtschmerz* äußern, konnte in kontrollierten Studien nicht gesichert werden. Die Zuordnung trifft jedenfalls nur jeweils für 1/3 der Patienten zu. Häufig stehen nicht die Schmerzen, sondern ein unbestimmtes und uncharakteristisches *Druckgefühl* im mittleren Oberbauch im Vordergrund, begleitet von allgemeinen *dyspeptischen Beschwerden*, wie Übelkeit, Brechreiz, Druck- und Völlegefühl, (saures und nicht saures) Aufstoßen sowie Sodbrennen. Auffallenderweise sind Ulzera, die durch *Hämatemesis* oder *Melaena* auffallen, nur selten von typischen Ulkusschmerzen begleitet. Hier herrschen eher allgemeine dyspeptische Symptome vor. Auch die *Perforation* wird häufig ohne vorhergehende typische Ulkusbeschwerden beobachtet.

Dyspepsien und Schmerzen im Epigastrium oder rechts neben dem Nabel können bei Patienten mit rezidivierendem Leiden auch im ulkusfreien Intervall auftreten. Umgekehrt treten ca. 20% der Ulkusrezidive ohne Symptome auf, wie dies bei Routineendoskopien in kontrollierten Langzeittherapien erstmals nachgewiesen wurde. Diese „stummen" Ulzera können von beschwerdereichen Ulkusschüben abgelöst werden. Daneben können sämtliche Ulkusschübe asymptomatisch verlaufen und erst durch narbige Einengung im Bulbus mit Magenausgangsstenose auffallen.

Der Beschwerdeverlauf während eines Ulkusschubes korreliert nur wenig mit der Abheilungsgeschwindigkeit. Die Symptome verschwinden meist, bevor das Ulkus abgeheilt ist, können (selten) aber auch anhalten trotz abgeschlossener Abheilung.

Schmerzen und dyspeptische Symptome während eines Ulkusschubes korrelieren nur schlecht mit der Abheilungsgeschwindigkeit eines Geschwürs. Die Zuordnung des Schmerztyps zum Ulkustyp (Duodenum/Magen) ist unsicher.

Penetriert ein Ulkus, – der Ulkuskrater erreicht die Serosa und kann auch nach entsprechender Verklebung und Abdeckung gegenüber der freien Bauchhöhle in Nachbarorgane, wie z. B. den linken Leberlappen, einbrechen, – so wird dieser Vorgang durch sich steigernde und anhaltende Schmerzen angezeigt, die in vielen Fällen in den Rücken ausstrahlen. Der vorher typische *tageszeitliche Rhythmus* oder die *Abhängigkeit von der Nahrungsaufnahme* verschwinden, und der Schmerz *persistiert.* Eine Linderung durch Nahrungsaufnahme oder antisekretorische Ulkustherapie ist dann nicht mehr zu erwarten.

• *Wie entsteht der eigentliche Ulkusschmerz?*

Die Annahme, daß der Schmerz eines nicht penetrierenden Ulkus durch den Kontakt mit Säure ausgelöst wird, läßt sich nicht belegen. Dagegen spricht vor allen Dingen, daß sich der Ulkusschmerz durch direktes Beträufeln des Geschwürs nicht provozieren läßt und daß auch keine Korrelation zwischen der nicht behandelten Säuresekretion und den Schmerzen besteht. Vielmehr ist wahrscheinlich, daß im Rahmen eines Ulkusschubes die Reizschwelle gegenüber epigastrischen Schmerzen und allgemeinen dyspeptischen Symptomen sinkt, so daß die nicht veränderte Säuresekretion dann mit an der Beschwerdeauslösung beteiligt ist. Für diese Annahme spricht, daß unter stark säurehemmender Therapie (H_2-Blocker, besonders ATPase-Hemmer) die Ulkusbeschwerden schnell verschwinden. Schmerzen und dyspeptische Symptome werden nach allgemeiner Auffassung nicht über direkte Reizung von Schmerzrezeptoren, sondern durch unkoordinierte Tonussteigerungen und über Dehnungen der glatten Muskulatur vermittelt, wobei insbesondere die Dehnungsrezeptoren der glatten Muskulatur als Schmerzvermittler fungieren.

Beim *Ulcus duodeni* werden 2 *verschiedene Schmerztypen* wahrscheinlich in 2 unterschiedlichen Regionen des Gastroduodenaltraktes ausgelöst:

• Der *rechtsseitige, paraumbilikale Oberbauchschmerz* wird wahrscheinlich in der Ulkuszone selbst ausgelöst.
• Die *Schmerzen im Epigastrium* nehmen von einer Triggerzone im oesophagogastralen Übergangsbereich ihren Ausgang. Häufig ist bei diesem Schmerztyp ein gesteigerter gastrooesophagealer Säurereflux mit Sodbrennen und anderen Refluxsymptomen nachweisbar.

Im ersten Fall wird der Schmerz nicht direkt vom Ulkus, sondern von dessen Nachbarschaft im Sinne eines irritablen Bulbus mit gesteigerter Motorik und erhöhter Muskelspannung ausgelöst. Weiterhin wahrscheinlich für die Beschwerde- und Schmerzauslösung beim Ulkusschub ist eine *gestörte Magnentleerung* mit erhöhtem intergastralen Druck durch Duodenalspasmus und Antiperistaltik. Erreicht das Ulkus die Serosa (Penetration), wo wird der Schmerz *direkt lokal* von dem betroffenen Peritonealüberzug ausgelöst.

- *Wie verläuft die Ulkuskrankheit?*

Der natürliche Verlauf der Ulkuskrankheit ist individuell sehr unterschiedlich. Die *Schwere der Erkrankung*, der Leidensdruck hängen einerseits von den *Beschwerden des Ulkusschubes* ab, andererseits von der *Rezidivneigung*. Normalerweise heilt ein Ulkusschub auch ohne Therapie spontan ab, wobei für ein Magenulkus 6 – 8 Wochen und für ein Zwölffingerdarmgeschwür 4 – 6 Wochen (2 Wochen weniger) zu veranschlagen sind. Diese Regel gilt für 80% der Fälle.

Die *Abheilungsgeschwindigkeit* hängt ab von

- der Ulkusgröße
- der Dauer des Ulkusleidens
- der geographischen Region (in angelsächsischen und skandinavischen Ländern langsamer im Vergleich zu Mitteleuropa)
- äußeren Begleitumständen, wie Rauchen, Schwerstarbeit, hohe Kalorienaufnahme, psychosoziale Faktoren (Gastarbeiter-Ulkus) etc. (Tab. 2).

Tab. 2: Natürlicher Verlauf, Spontanheilung und Komplikationsrate beim Ulcus ventriculi (Uv) und Ulcus duodeni (Ud) (nach Holtermüller in (2)
(HWZ = Halbwertzeit der Ulkusheilung)

Uv-Heilung	ca. 60 – 80% in 6 Wochen	
Ud-Heilung	ca. 50 – 70% in 6 Wochen	
HWZ:	Uv: ca. 1,7 Wochen, Ud: ca. 1,9 Wochen	
abhängig von	• Größe • Dauer des Ulkusleidens • geographische Region • Rauchen • psychosoziale Faktoren	
Komplikationsrate/10 Jahre		
	Blutung	Perforation
♂ <50 Jahre	11%	4%
>50 Jahre	24%	9%
♀ <50 Jahre	13%	3%
>50 Jahre	24%	7%
(n. Pulvertraft, 1968)		
Komplikationsrate/Jahr nach Diagnosestellung: ca. 1% pro Jahr		
Letalität der Ulkuskrankheit: ca. 1,4% in 9 Jahren (Bonnevie, 1977)		

- *Wie häufig sind Ulkuskomplikationen?*

Im Vergleich zu früheren Statistiken chirurgischer Kliniken ist eine signifikante Abnahme von

- *akuten Ulkuskomplikationen: Blutung, Penetration, Perforation*
- *chronischer Komplikation*, insbesondere die Bulbusstenose
- der *Gesamtletalität in Deutschland*

nicht eingetreten. Grund hierfür ist die noch zu wenig verbreitete Langzeittherapie zur Verhütung von Ulkusrezidiven. Da die Komplikation immer am Anfang der Diagnose eines Ulkusschubes steht, ist ihr Rückgang auch erst bei Abnahme der Rezidivrate durch Langzeittherapie zu erwarten. Insgesamt liegt die jährliche *Komplikationsrate* nach der Diagnosestellung bei ca. 1% und ist bei Individuen über 50 Jahre signifikant höher als bei jüngeren Patienten, unabhängig vom Geschlecht.

Die *Sterberate* bei Ulkuskrankheit beträgt nach großen Sammelstatistiken 1–1,5% innerhalb von 10 Jahren. Über die *Rückfallquoten* schwanken die Angaben in der Literatur erheblich, abhängig von der publizierenden Institution und der Selektion der Patienten. So wird sie in den jüngeren Langzeitthreapiestudien, insbesondere den H_2-Blocker-Studien unter Placebogabe mit einer jährlichen Rate von ca. 80% als relativ hoch angegeben, während im allgemeinen niedergelassenen Bereich die Ulkusrezidivrate deutlich niedriger bei 30–50% zu veranschlagen ist. Diese hohen Rezidivraten sind typisch für das Ulcus duodeni, nicht jedoch für das Ulcus ventriculi, bei dem 2-Jahresrezidivraten zwischen 20–50% üblich sind.

- *Gibt es Risikofaktoren für die Komplikationsrate bzw. Rezidivneigung?*

Zahlreiche Faktoren wurden auf ihren Voraussagewert für die Schwere der Erkrankung, die Rezidiv- und Komplikationsneigung untersucht.

Nachfolgende Zusammenstellung erfolgt *nach Wertigkeit*:

1. große, multiple Ulzera
2. Rauchen
3. ASS, NSAR
4. Alter
5. männliches Geschlecht
6. lange Anamnese
7. anamnestisch verzögerte Abheilungsrate
8. positive Familienanamnese
9. geographische, ethnische Herkunft (angelsächsische und skandinavische Länder, Mitteleuropa)
10. psychosoziale Faktoren („Gastarbeiter-Ulkus“)
11. Blutgruppe 0

12. Serumpepsinogen I
13. faserarme, kalorienreiche Kost (?)
14. chronische Typ B-Gastritis mit H. pylori-Nachweis.

Ulkusblutung: 1. NASR; 2. anamnestische Blutung; 3. Ulkusgröße > 2 cm Durchmesser.

Hierbei zeigen insbesondere *große* und *multiple Ulzera* während des Ulkusschubes sowie *anhaltendes Rauchen*, die Einnahme von *NASR*, *Azetylsalizylsäure*, das *Alter* und die lange *Anamnese* einen ungünstigen Verlauf an. Die Annahme, daß im Laufe der Jahre die Schwere und Penetranz des Ulkusleidens nachlassen („Ausbrennen" der Ulkuskrankheit), wird durch neuere Untersuchungen eher in Frage gestellt.

3 Diagnostik der Ulkuskrankheit und ihre Wertigkeit

Die Diagnose eines Ulkusschubes, d. h. der Nachweis eines Defektes der Schleimhaut im Magen oder Bulbus duodeni ist ausschließlich durch die *Röntgenuntersuchung* und noch besser durch die obere *Gastrointestinoskopie* möglich.

Die Abklärung der Dignität einer Läsion im oberen Gastrointestinaltrakt kann nur durch wiederholte bioptisch-histologische Untersuchung des Geschwürs vorgenommen werden. Hierbei sind maligne Geschwüre im *Bulbus duodeni* zwar extrem selten, jedoch nicht auszuschließen. Insbesondere bei atypisch erscheindenden Ulzerationen mit aufgeworfenem Randwall muß auch hier an ein Karzinom gedacht werden. Beim *Ulcus ventriculi* gilt die Regel, daß sowohl die bioptische Untersuchung bei der Erstdiagnose wie auch insbesondere der endoskopische Nachweis des abgeheilten Ulkus möglichst auch mit Biopsie die Gutartigkeit belegen muß. *Anamnese* und *körperlicher Untersuchungsbefund* geben wichtige Hinweise für die Notwendigkeit einer radiologischen oder endoskopischen Exploration.

Dagegen spielen *Funktionsuntersuchungen*, wie die Sekretionsanalyse oder Bestimmung von Gastrin oder Pepsinogen, für die Primärdiagnostik nur eine untergeordnete Rolle.

3.1 Anamnese

Typische, d. h. den Ulkusschub beweisende Beschwerden gibt es nicht. Schmerzen und dyspeptische Symptome, wie Völle- und Druckgefühl, Übelkeit, Erbrechen, Aufstoßen oder Sodbrennen u. a., sind häufig uncharakteristisch und auch beim Reizmagen-Syndrom ohne Ulkus (nicht-ulzeröse Dyspepsie) anzutreffen. Die Spezifität, besonders aber die Sensitivität des *Frühschmerzes* (postprandialer Schmerz) beim Ulcus ventriculi und des *Spätschmerzes* beim Ulcus duodeni wie auch die Schmerzlinderung durch Nahrungsaufnahme oder Einnahme von Alkalisubstanzen haben sich als unzureichend und zu vage für die Ulkusdiagnose erwiesen. Die Symptome finden sich in über 1/3 der Fälle, auch bei Patienten mit Reizmagen ohne Ulkusnachweis (Tab. 3). Andererseits haben endoskopische Reihenuntersuchungen bei Langzeittherapiestudien gezeigt, daß Ulkusrezidive ohne jegliche Beschwerden wie auch umgekehrt Beschwerderezidive ohne Ulkus auftreten. In ähnlicher Weise korreliert das Verschwinden von Symptomen nur unzureichend mit dem Grad der Ulkusheilung. Die Treffsicherheit von Anamnese und körperlichen Untersuchungsbefunden kann zwar durch ein sehr detailliertes vordefiniertes Frageschema mit Computeranalyse erhöht werden, sie reicht jedoch nicht aus, um über den Verdacht hinaus weiterführende morphologische Untersuchungstechniken zu ersetzen. *Hämatemesis* und *Teerstuhl* treten als Anzeichen eines Ulkusschubes häufig ohne Schmerzen oder andere dyspeptische Symptome auf und sind noch seltener im Verlauf eines Ulkusschubes nachweisbar. Bei der *körperlichen Untersuchung* spielen Erscheinungsbild und Konstitution des Patienten entgegen früherer Annahmen keine Rolle. Die Existenz von sog. *Ulkustypen* (z.B. betonte Nasolabialfalte, eingefallene Wangen und Vagotonie mit Kreislaufstörungen) hat sich wissenschaftlich nicht sichern lassen. Bei der Palpation spricht der *Druckschmerz* im Epigastrium eher für ein Ulcus ventriculi, während der punktuelle Schmerz rechts-paraumbilical eher für das Ulcus duodeni characteristisch ist. In vielen Fällen stimmt jedoch die Lokalisation des Ulkus nicht mit dem druckschmerzhaften Bereich im Oberbauch überein. *Abwehrspannung* weist auf Penetration und zusätzliche Kreislaufsymptome auf Perforation und Blutung hin. *Head-Zonen* oder der *Psoas-Druckschmerz* neben dem 10.–12. Brustwirbeldornfortsatz sind unspezifisch und diagnostisch nicht sicher verwertbar.

Tab. 3: Schmerzintensität, -auslösung und -linderung bei 360 Patienten mit Ulcus ventriculi et duodeni im Vergleich mit funktionellen Oberbauchbeschwerden, Cholezystitis und Magenkarzinom.
In jeder Gruppe wurden mehr als 50 Patienten untersucht. (nach Horrock und De Dombal, Gut *19* (1978) 19–26)

Schmerzen in % aller Pat. einer Gruppe	U. ventr.	U. duod.	Funkt. Beschw.	Cholezystitis	Magen-Ca.
Intensität					
Dauerschmerz	12%	8%	6%	6%	27%
leicht rez. Schmerzen	16%	56%	35%	2%	0%
heftige Attacken	64%	34%	56%	84%	72%
Auslösung					
Frühschmerz	20%	0%	15%	11%	18%
Spätschmerz	26%	49%	19%	6%	30%
nicht nahrungsbezogen	54%	51%	56%	83%	52%
Nachtschmerz	32%	70%	32%	34%	16%
Schmerzlinderung					
Milch	16%	21%	8%	0%	1%
Nahrung	2%	20%	4%	1%	0%
Antazida	36%	39%	25%	9%	6%

3.2 Laboruntersuchungen

Ein kleines Blutbild sollte immer veranlaßt werden. Der erniedrigte *Hämoglobinwert* weist auf eine vorausgegangene Blutung und eine mögliche *Leukozytose* auf Blutung oder Penetration hin. Eine chronische Blutungsanämie mit Abfall des Färbeindexes sowie des Serumeisens und des Serumferritins ist beim chronisch-rezidivierenden Ulkusleiden eher untypisch, häufiger jedoch bei chronischer Antirheumatikaeinnahme zu erwarten. Bei anhaltendem massiven Blutstuhl wird regelmäßig eine flüchtige Erhöhung des Serumharnstoffs beobachtet. Sie kann differentialdiagnostisch gegenüber einer Blutung aus dem distalen Dünndarm und dem Dickdarm gewertet werden. Grund hierfür ist das vermehrte Anfluten von Ammoniak über die Verdauung des aus dem oberen Gastrointestinaltrakt stammenden Blutes.

3.3 Röntgenuntersuchung versus Endoskopie

- *Warum ist die Endoskopie der Röntgenuntersuchung in der Primärdiagnostik überlegen?*

Bis zur Einführung der endoskopischen Untersuchung des oberen Gastrointestinaltraktes in den 60er Jahren war die Röntgenuntersuchung des Magens und Duodenums mit Bariumsulfat die einzige objektive Methode zur präoperativen Diagnose eines Magen- und Zwölffingerdarmgeschwürs.

Die typischen *radiologischen Zeichen* für ein *Ulcus duodeni* sind

- Ulkusnische
- Breifleck
- Bulbusdeformierung
- verbreiterte Bulbusfalten.

Bei starker Bulbusdeformierung nehmen falsch-positive und falsch-negative Befunde trotz verbesserter Doppelkontrasttechnik zu.

Typische Röntgenzeichen eines *Magenulkus* sind

- glatter Krater ohne erhabenen Randwall (Minusdefekt)
- gelegentlich gleichförmiger Schwellungshof
- minorseitige Lokalisation
- Schnürfalte gegenüber dem Ulkus

Die Entwicklung moderner vollflexibler Glasfiberendoskope macht es möglich, bei relativ geringer Belastung des Patienten alle Winkel des Magens und Duodenums bis zur Pars descendens duodeni sicher auszuspiegeln und ggf. bei lokalisierten Läsionen diese zu biopsieren. In zahlreichen Vergleichsstudien wurde gezeigt, daß die endoskopische Untersuchung des oberen Gastrointestinaltraktes der Röntgenuntersuchung sowohl beim Ulcus duodeni wie auch beim Ulcus ventriculi deutlich überlegen ist.

Die *endoskopische Sicherung* der *Benignität eines Magenulkus* bereitet gelegentlich Probleme. *Makroskopische Hinweise auf Malignität* eines Ulkus sind:

- bizarrer, unregelmäßiger Randwall
- abrupter Faltenabbruch
- Anspitzung der Falten mit Diskoleration
- Faltenaufwerfung und -fusion
- Mißverhältnis Ulkusgröße gegenüber der Faltenreaktion.

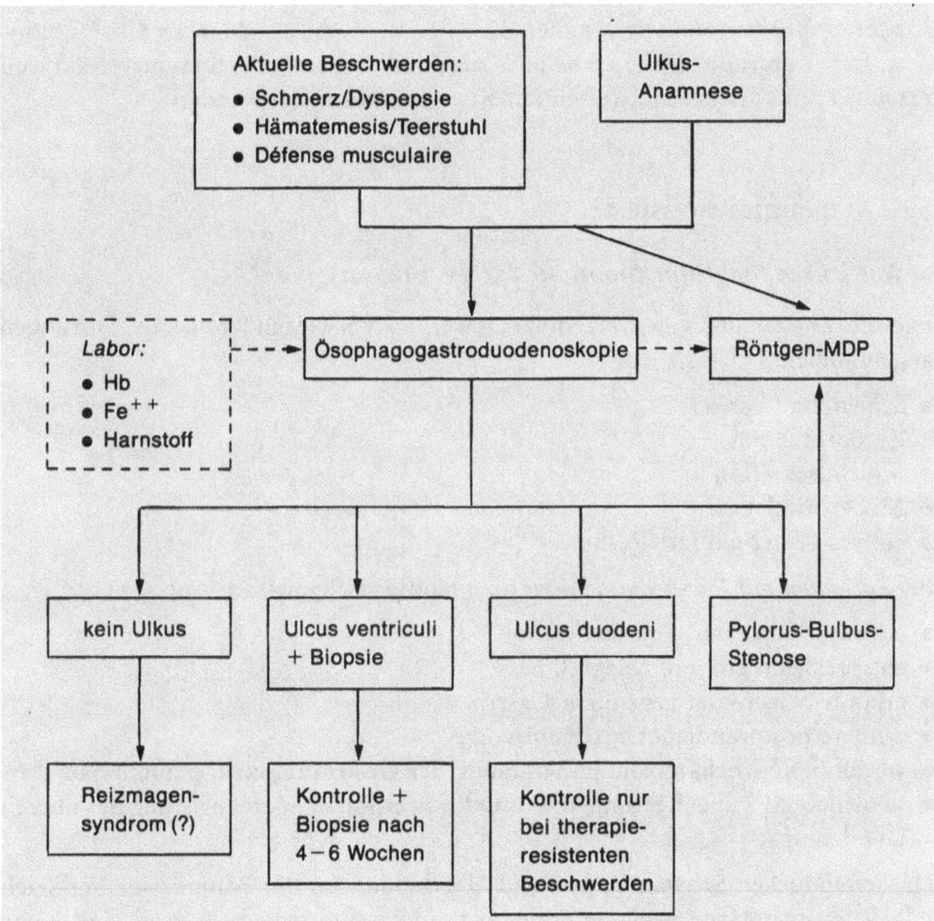

Abb. 9: Diagnostik des peptischen Ulkus

Bei endoskopischem Malignitätsverdacht und benigner Histologie muß nach 14tägiger intensivierter Ulkustherapie die endoskopisch-bioptische Kontrolle erfolgen. In diesen Fällen kann auch die *Endosonographie* zur Abschätzung einer Tiefeninfiltration eines fraglich malignen Prozesses mit eingesetzt werden.

Das Magengeschwür muß immer endoskopisch-bioptisch untersucht werden. Zusätzlich ist es bis zur Abheilung endoskopisch-bioptisch zu kontrollieren (Abb. 9). Insbesondere durch die hochwirksamen Ulkustherapeutika (H_2-Blokker, besonders ATPase-Hemmer) ist eine vorübergehende Epithelialisierung eines primär malignen Ulkus möglich. Hierbei müssen auch narbig abgeheilte Ulkusreste im Magen histologisch durch Biopsie abgeklärt werden.

Ulzera im Bulbus duodeni werden dagegen nur bei makroskopisch *auffallendem Aspekt, schlechter Heilungstendenz* oder bei Verdacht auf *Morbus Crohn* biopsiert. Eine Kontrollendoskopie beim Ulcus duodeni ist nur bei therapierefraktären Beschwerden oder bei Hinweisen auf Komplikationen notwendig.

3.4 Magenfunktionsteste

- *Was leisten Magenfunktionsteste für die Ulkusdiagnose?*

Für die Entstehung von Magenulzera werden vorwiegend folgende Störungen angenommen:

- Schleimhautbarriere
- Zytoprotektion
- Schleimsekretion
- Mikrozirkulation
- ein vestärkter galliger Reflux

Bei *Patienten mit Ulcus duodeni* werden häufig nachgewiesen eine:

- erhöhte Säure- und Pepsinsekretion
- entsprechend größere Belegzellmasse
- erhöhte Sensitivität gegenüber Gastrin
- erhöhte postprandiale Gastrinantwort
- verminderte Rückkoppelungshemmung der Gastrinfreisetzung durch Säure
- schnellere Magenentleerung mit konsekutiv erhöhter Säurebelastung des oberen Duodenums

Die individuellen Schwankungen und Überlappungen der Befunde im Vergleich mit denen von Magengesunden oder -karzinom sind jedoch so groß, daß keine dieser Meßgrößen sensitiv und spezifisch genug sind, um sich als brauchbares Instrument in der Diagnostik zu etablieren.

Magensekretionsanalyse und der *Gastrintest* können deshalb nur für einen stark eingeengte Indikationen empfohlen werden.

Sekretionsanalyse:

- *absolute:* (1) postoperatives Ulkus, Anastomosenulkus (PAO* >15 m/mol/h)
  (2) Verdacht auf Zollinger-Ellison-Syndrom G-Zellhyperplasie, Antrumexklusion Hyperparathyreoidismus (BAO* >15 m/mol/h, BAO/PAO <0.6)
- *relative:* (1) Wahl des Op.-Verfahrens (PAO) 40–46 m/mol/h: SPV PAO 46 m/mol/h: Resektion)
  (2) postoperative Erfolgskontrolle (Reduktion von PAO >40%)
  (3) Verdacht auf perniziöse Anämie

Gastrin-Test (Sekretin i. v.)

(1) Verdacht auf Zollinger-Ellison-Syndrom (Anstieg des Serumgastrins >100%)
(2) Verdacht auf G-Zellhyperplasie, -überfunktion, exkludiertes Antrum nach B-II (nach B-II: Anstieg <50%)

(BAO* = Basaler Säureausstoß, PAO = Spitzensekretion unter maximaler Stimulation, SPV = selektiv proximale Vagotomie)

Sondenlose Farbteste (z. B. Desmoid-Pille®) bergen zu große technische Fehlerquellen in sich und sind deshalb obsolet. Der *Insulintest* ist in jüngster Zeit zugunsten des risikolosen *Pentagastrintestes* auch zur Beurteilung des Vagotomieergebnisses weitgehend verlassen worden.

- *Stellenwert der quantitativen Magensekretionsanalyse*

Die Bestimmung des basalen Säureausstoßes (BAO, normal < 5 mmol/h) und der mit Pentagastrin (6 µg/kg s. c. oder 1,5 µg/kg × h, i. v.) stimulierten Magensäuresekretion (MAO) sowie der Spitzensekretion unter maximaler Stimulation (PAO, normal < 30 mmol/h) erfolgt mittels quantitativer intermittierender Absaugung des Magensekretes über 2 Stunden. Während die Basalsekretion starken intraindividuellen Schwankungen unterliegt, ergeben die Werte unter Stimulation bei Messungen an verschiedenen Tagen relativ konstante Werte. Während eines Ulkusschubs scheint die Sekretionsleistung bei einem Individuum höher zu liegen als im ulkusfreien Intervall. Der Wert der Sekretionsanalyse zur Indikation und Wahl des Operationsverfahrens ist umstritten. Während einige Autoren bei *PAO-*

Werten über 40 bzw. 46 mmol/h eine selektiv proximale Vagotomie wegen zu hoher Rezidivgefahr ablehnen, wird sie von anderen befürwortet. Dagegen ist der sinnvolle Einsatz des Säuretests bei *Rezidivulzera nach Resektion oder Vagotomie* wie auch zur *Kontrolle des Vagotomieergebnisses* allgemein anerkannt (s. o.). Weitere Indikationen sind Verdacht auf *perniziöse Anämie* (Nachweis einer refraktären Anazidität) sowie Zollinger-Ellison-Syndrom.

- *Was leistet der Gastrin-Test beim Ulkus und wann ist er indiziert?*

Der Gastrin-Test ist bei Verdacht auf ein endokrin-induziertes Ulkus angezeigt (s. o.):

- *Gastrinom* im Rahmen eines Zollinger-Ellison-Syndroms
- antrale *G-Zellhyperplasie*
- *G-Zellüberfunktion* ohne Hyperplasie
- *ausgeschaltetes Antrum* nach Billroth-II-Operationen.

Die Unterscheidung der letztgenannten Zustände vom Zollinger-Ellison-Syndrom gelingt durch den Sekretin-Test. Hierbei wird 1 Einheit Sekretin i. v./kg KG injiziert und anschließend der Gastrinspiegel in Intervallen von wenigen Minuten gemessen. Steigt der basal erhöhte Gastrinspiegel über das Doppelte an, so liegt mit hoher Sicherheit ein Gastrinom im Sinne eines Zollinger-Ellison-Syndroms vor. Fällt der Anstieg dagegen geringer aus, so sind bei erhöhtem basalen Gastrin die anderen genannten Zustände wahrscheinlich. Die Gastrinbestimmungen können zusätzlich abgesichert werden durch die quantitative Magensekretionsanalyse (s. o.). Bei Patienten mit pernizioser Anämie ist der erhöhte Gastrinspiegel Folge der refraktären Anazidität. Bei Patienten mit Hyperparathyreoidimus und Ulkus findet sich praktisch in allen Fällen auch ein erhöhter Gastrinspiegel infolge eines begleitenden Gastrinoms oder einer G-Zellhyperplasie mit entsprechender Hyperazidität (multiple endokrine Adenomatose I). Mäßig erhöhte Gastrin-Spiegel werden unter hochdosierter antisekretorischer Therapie mit H_2-Blockern und besonders mit ATPase-Hemmer (Omeprazol) beobachtet.

- *Was leistet die Langzeit-pH-Metrie?*

Bei dieser Methode wird eine dünne pH-Metrie-Sonde unter Röntgensicht in den Magen plaziert und dort über 24 Stunden belassen. Bei normaler Tätigkeit und Nahrungsaufnahme werden dann die pH-Schwankungen im Magen sowohl in der Wachphase wie auch während des Schlafens kontinuierlich auf einem Bandspeicher registriert und später ausgewertet.

Im Gegensatz zur Diagnostik der Refluxkrankheit spielt diese Untersuchung für das Ulkusleiden keine Rolle. Die Methode dient in erster Linie klinisch-experimentellen und pharmakologischen Fragestellungen.

3.5 Differentialdiagnosen

In Frage kommen alle organischen Erkrankungen des oberen Gastrointestinaltraktes wie auch der Nachbarschaftsorgane, welche eine ulkusähnliche Symptomatik verursachen können. Während die Abgrenzung von organischen Veränderungen des oberen Gastrointestinaltraktes relativ einfach ist, erfordert der Ausschluß einer *Pankreas-* oder *Leber-*, gelegentlich auch einer *Gallenwegserkrankung* oft größeren diagnostischen Aufwand. Eine Sonderstellung nimmt die differentialdiagnostische Abklärung des Reizmagensyndroms ein, welches wegen ähnlicher Symptome auch „nicht ulzeröse Dyspepsie“ (non-ulcer-dyspepsia, NUD) genannt wird. In Tab. 4 werden die wichtigsten Differentialdiagnosen des Ulcus ventriculi et duodeni zusammengefaßt einschließlich der entsprechenden Diagnoseverfahren zu deren Sicherung.

Tab. 4: Wichtige Differentialdiagnosen des Gastroduodenalulkus und deren Nachweisverfahren
(ÖGD = Ösophagogastroduodenoskopie, US = Ultraschall, L = Laboruntersuchung, Rö.-MDP = Rö.-Dünndarmpassage)

Differentialdiagnose	Diagnoseverfahren
• *oberer Gastrointestinaltrakt*	
Refluxösophagitis	ÖGD (Rö.-MDP)
Reizmagensyndrom	ÖGD (Rö.-MDP/US)
Karzinom in Magen, unterer Speiseröhre	ÖGD (Rö.-MDP)
• *Gallenwege/Pankreas*	
Cholezystolithiasis	US
Choledocholithiasis	US, (L), (i. v.-Galle), (ERCP)
chronische Pankreatitis	US, (L), (ERCP/CT)
Karzinom der Gallenwege	US, (L), (ERCP/CT)
Pankreaskarzinom	US, (ERCP/CT)
• *Leber*	
akute Hepatitis	L, US
chronische Hepatitis	L, US
Leberzirrhose	L, US

4 Konservative Ulkustherapie

4.1 Ziele

Die wesentlichen Ziele sind:

- schnelle Beseitigung der klinischen Symptome des Ulkusschubes
- schnelle Normalisierung der Leistungs- und Arbeitsfähigkeit
- Beschleunigung der Ulkusheilung
- Behandlung von Komplikationen (z. B. Blutung)
- Verhütung von Rezidiven
- Verhütung von Ulkuskomplikationen

Ein modernes Ulkuspräparat muß eine *hohe Wirksamkeit* beim Ulkusschub und bei der Rezidivprophylaxe gewährleisten. Für die Anwendung sind die *Dauer der Behandlung*, mögliche *Nebenwirkungen* sowie die *Kosten-Nutzungs-Relation* zu beachten. Außerdem müssen *sozioökonomische Auswirkungen* berücksichtigt werden, wie z. B. die Verminderung von Krankenhausaufenthalten und die Dauer der Arbeitsunfähigkeit.

Das individuell unterschiedliche Ansprechen von Medikamenten bei der Differentialtherapie des Ulkusleidens hat seine Ursache wahrscheinlich in der heterogenen Ätiopathogenese, die ihrerseits nicht durch vorherige Testung geklärt werden kann. Deshalb können beim einzelnen Patienten Medikamente mit verschiedenen Angriffspunkten i. d. R. nicht gezielt, sondern nur empirisch eingesetzt werden. Die Kombination von Medikamenten mit unterschiedlichem Angriffspunkt muß sich an kontrollierten klinischen Studien und an der Kosten-Nutzen-Relation orientieren.

4.2 Ulkusschub

4.2.1 Allgemeinmaßnahmen

- *Psychische Führung, Krankenhausbehandlung*

Der Annahme, daß Ulkusrezidive durch psychischen Streß ausgelöst und gebahnt werden können, steht die Tatsache gegenüber, daß sich die Psychotherapie nicht als therapeutisches Instrument durchgesetzt hat, in erster Linie wegen des hohen

Zeit- und Kostenaufwandes und des fehlenden Wirksamkeitsnachweises. An Stelle der Psychotherapie wird eine unterstützende psychische Führung durch den nicht eigens psychotherapeutisch geschulten Hausarzt empfohlen, die die Suche nach auslösenden Faktoren und die Beratung bei familiären und beruflichen Konflikten einschließt. Die Effizienz dieses Vorgehens für die Ulkusheilung ist bisher nicht bewiesen, eine Studie legt dies jedoch nahe. Wahrscheinlich ist der günstige Effekt einer Krankenhausbehandlung zum Teil auf die Herausnahme aus dem täglichen Konfliktbereich und Abschirmung von Streßsituationen sowie auf die Zuwendung durch Ärzte- und Pflegepersonal zurückzuführen.

Angesichts der hohen Tagegeldkosten und des relativ geringen Effektes erscheint jedoch die Krankenhausbehandlung beim unkomplizierten Ulkus nicht gerechtfertigt.

- *Was ist bei der Diätberatung zu beachten?*

Die über Jahrhunderte empfohlenen unterschiedlichen Diäten haben sowohl für die Besserung der klinischen Symptome als auch für die Ulkusheilung keine nachweisbare Wirkung. Die *verminderte* oder *häufigere Nahrungsaufnahme*, ein erhöhter *Milchkonsum*, die blande *Breikost* oder das *Vermeiden von Gewürzen, Zitrusfrüchten* beeinflussen nach klinischen Studien weder die Ulkusheilung noch die HCl-Produktion. Hinweise in der Literatur, daß eine faserreiche Kost bei Ulkusdisposition die Rezidivneigung senkt, sind bisher durch weitere kontrollierte Studien nicht belegt. Auch fehlen Beweise dafür, daß *koffeinhaltige Getränke* oder *Alkoholika* zumindest in maßvollen Mengen die Ulkusheilung stören. In einer Studie zeigten Patienten mit erhöhtem *Bierkonsum* sogar eine bessere Abheilungstendenz als Abstinente.

Dagegen ist gesichert, daß *Rauchen bei Duodenalulkus* einen ungünstigen Einfluß auf die *Abheilung*, die *Wirksamkeit von Ulkusmedikamenten* und die *Rezidivneigung* hat. Für das Ulcus ventriculi sind diese Zusammenhänge bisher noch nicht eindeutig bewiesen. NSAR, besonders Salizylate, begünstigen die Ulkusentstehung, wohingegen die Ulzerogenität von Steroiden umstritten ist. Bei Einnahmepflicht für „Rheumamedikamente" ist deshalb eine intensivierte Ulkustherapie notwendig (s. Abschn. 7).

Folgende Diätregel gilt:

Erlaubt ist, was bekommt, vermeide unregelmäßige und voluminöse Mahlzeiten, hüte dich vor dem Rauchen, Kaffee und Alkohol in Maßen sind erlaubt, vermeide Ulkus-fördernde Medikamente.

4.2.2 Pharmakologische Prinzipien

Die verschiedenen, im Abschn. 1.5 diskutierten pathogenetischen Mechanismen haben zu Behandlungsprinzipien mit unterschiedlichen pharmakologischen Angriffspunkten geführt (Abb. 10). Obgleich in jüngerer Zeit erkannt wurde, daß neben der Säure auch andere Faktoren, insbesondere die schleimschützenden, eine wichtige Rolle spielen, steht die Beeinflussung der gastralen Azidität durch Bindung oder Verminderung der Säuresekretion nach wie vor im Mittelpunkt. So besteht heute kein Zweifel, daß die Wirksamkeit der Akutbehandlung eines Zwölffingerdarmgeschwüres vom Ausmaß der Säurehemmung abhängt.

Je stärker die Säurebildung während der *Akutbehandlung* unterdrückt wird, desto schneller heilt das Ulkus ab, desto schneller wird Schmerzfreiheit erzielt.

Rezidive treten nach Absetzen des Medikaments nicht häufiger auf, wenn ein stärker säurehemmendes Präparat angewandt wird. Neben der Herabsenkung des Säurefaktors und Stärkung der Schleimhautfaktoren wurde beim Ulcus duodeni die Beseitigung der H. pylori-Infektion der Magen- und Bulbusschleimhaut als weiteres Therapieprinzip eingeführt.

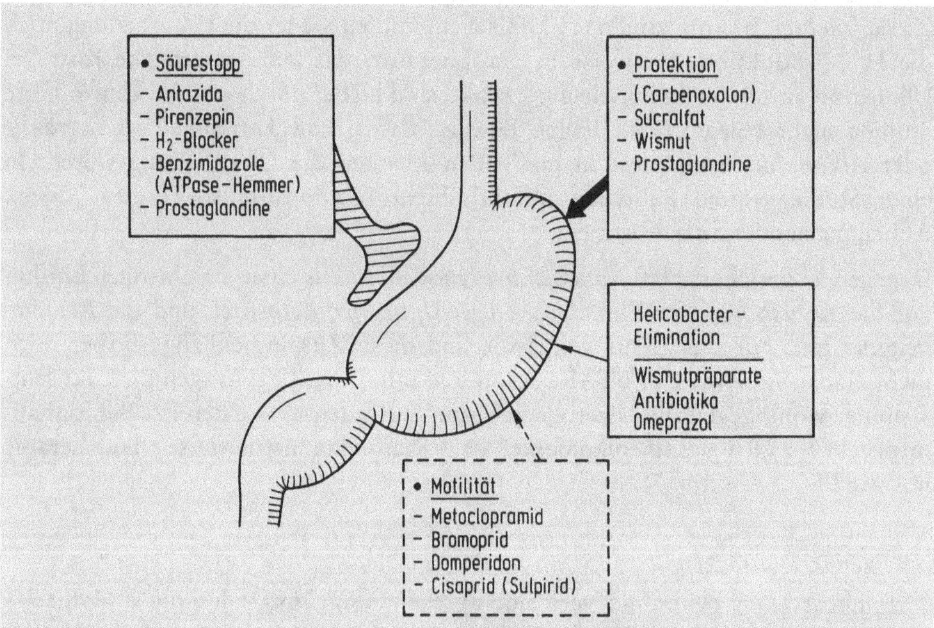

Abb. 10: Pharmaka und deren Angriffspunkte beim Ulkusleiden

- *Prinzip 1: Hemmung der Säuresekretion*

Die Säurebildung in der Belegzelle wird durch einen energiereichen Prozeß gesteuert, wobei der Bildung von energiereichem cAMP und der intrazellulären Freisetzung von Kalzium eine zentrale Stellung zukommt. Die intrazelluläre, über Proteinkinasen gebildete Salzsäure wird in Mikrotubuli an der luminaren Seite der Zelle synthetisiert und bei entsprechender Stimulation verschiedener Rezeptoren an der Basalmembran in das Drüsenlumen ausgeschleust. Dieser Prozeß wird im wesentlichen durch die an der luminaren Seite der Belegzelle in der Membran lokalisierte H^+-K^+-ATPase vermittelt. Dieses Enzymsystem, welches auch *Protonenpumpe* genannt wird, gilt als die gemeinsame Endstrecke verschiedener Mechanismen, die den Säuresekretionsprozeß stimulieren können.

In Abb. 11 sind die intrazellulären Vorgänge und die verschiedenen Stimulationswege der Säuresekretion schematisch dargestellt. Sie sind die Grundlage der pharmakologischen Beeinflussung der Sekretionshemmung, wobei die verschiedenen, chemisch definierten Substanzen jeweils einen der Stimulationswege unterdrücken können. Die Belegzelle kann an der parietalen (= serosawärts) Seite durch verschiedene Rezeptoren zur Säuresekretion angeregt werden. Neben dem *muskarinartigen Rezeptor* (M_1-Rezeptor) für Azetylcholin, d. h. für den direkten vagalen Stimulus, ist der *gastrinerge Rezeptor* schon seit langem bekannt. Während der M_1-Rezeptor durch atropinähnliche Substanzen, insbesondere relativ selektiv durch den M_1-Rezeptoren-Antagonisten *Pirenzepin* oder *Telenzepin*, medikamentös gehemmt werden kann, ist dies bisher für den Gastrinrezeptor nicht gelungen.

Das als Gastrinrezeptoren-Antagonisten vor Jahren in der medikamentösen Ulkustherapie versuchte *Proglumid* hat in klinischen Studien keine ausreichende Wirksamkeit gezeigt.

Die Existenz von *Histamin-H_2-Rezeptoren* wurde durch die Entwicklung von H_2-Rezeptoren-Antagonisten entdeckt und bewiesen. Es besteht die Vorstellung, daß erst die Erregung der Histaminrezeptoren die Reizantwort über die cholinergen bzw. gastrinergen Rezeptoren ermöglicht. H_2-Rezeptoren-Antagonisten (= H_2-Blockers) bewirken, daß *cholinerge* und *gastrinerge* Rezeptoren weitgehend refraktär gegenüber Stimuli via Vagus bzw. durch Gastrin werden. Die intrazelluläre Bereitstellung des cAMP wird z. T. durch die exogene Zufuhr von Prostaglandinanaloga oder Somatostatin über eine inhibierende Untereinheit des Adenylzyklasesystems unterdrückt. Die H_2-Rezeptoren-Antagonisten hemmen die H_2-Rezeptoren-Aktivität kompetitiv, d. h. die Hemmung ist durch Überangebot an Histamin reversibel. Dagegen wurde für die Prostaglandine ein nicht-kompetitiver Hemmechanismus nachgewiesen.

Eine Hemmung der *Kalziumfreisetzung* zur Verminderung der intrazellulären Säurebereitstellung ist bisher medikamentös nicht möglich. Dagegen kann durch die Zufuhr von Benzimidazolderivaten (= substituierte Benzimidazole), wie dem Omeprazol, Lansoprazol oder Pantoprazol, die H^+-K^+-ATPase nicht-kompetitiv gehemmt werden. Hierdurch kommt es zur Hemmung der Protonenausschleusung

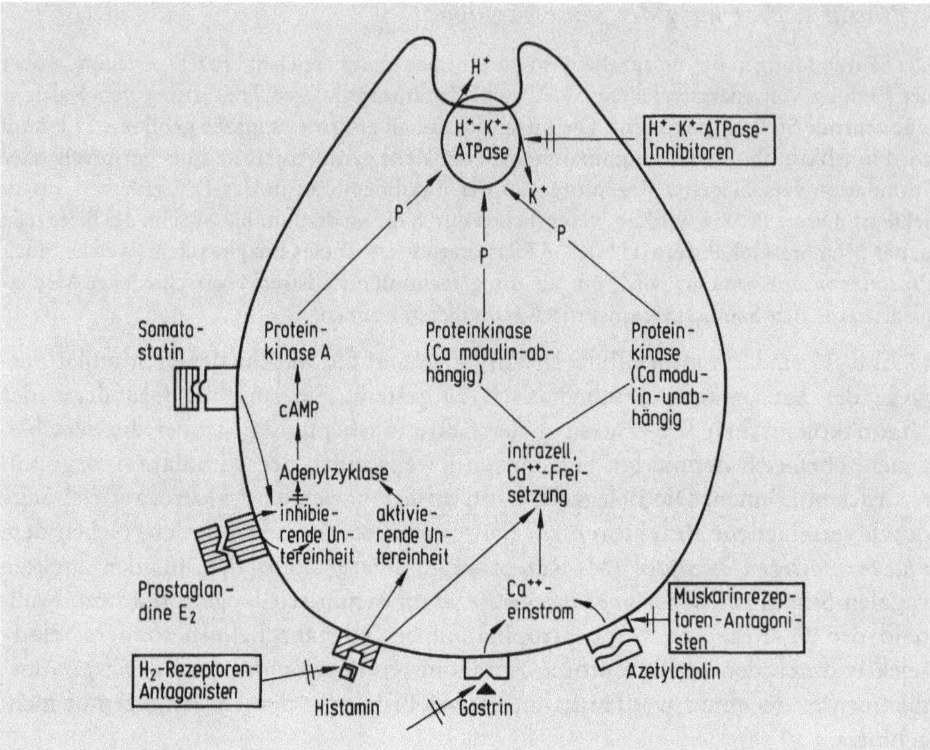

Abb. 11: Stimulationswege von der basolateralen Membran der Parietalzelle ausgehend und intrazelläre Vorgänge einschließlich der Ausschleusung von H^+-Ionen über das H^+-K^+-ATPase-System sowie deren pharmakologische Hemmung

innerhalb der gemeinsamen Endstrecke der Säuresekretion, die dosisabhängig submaximal bis maximal und anhaltend durch die ATPasehemmer blockiert werden kann. Offensichtlich läßt die sekretionshemmende Wirkung erst nach, wenn die blockierenden Enzymmoleküle abgebaut und durch neue ersetzt werden.

- *Prinzip 2: Neutralisation der gebildeten Säure*

Antazida sind Substanzen, die durch Freisetzung eines Hydroxidions die Verbindung mit Säureionen zu Wasser und damit die Neutralisation des H^+-Ions ermöglichen. Hierbei hängt die Neutralisationskapazität in vitro von der chemischen Struktur und der Eigenschaft der Einzelsubstanzen ab. Stark neutralisierend wirksam sind Magnesiumhydroxid und Kalziumkarbonat, während der Zusatz von Aluminiumhydroxid in erster Linie auf die Bindung von Gallensalzen abzielt. Außerdem wurden Antazida mit komplexen Strukturen entwickelt, wie z. B. das

Magaldrat mit Ausbildung einer Gitterstruktur. Wegen des Schwer- bzw. Erdalkalimetallanteils ist eine Resorption größerer Mengen unerwünscht. Bei sehr hohen Dosierungen können jedoch signifikante Mengen resorbiert werden, worauf bei dieser Therapie zu achten ist.

Die Wirksamkeit der Antazida wird bestimmt durch

- die *Verweildauer* im Magen
- den *Zeitpunkt* der Antazidagabe (optimal 1 – 1½ Stunden nach der Mahlzeit)
- die *Dosierung*. Die individuell optimale Dosierung ist vom Sekretionsstatus abhängig. Als *Richtzahl* werden 150 – 300 mmol/24 Std. empfohlen.

Da ein erhöhter pH des Magens via Gastrinfreisetzung die Säuresekretion stimuliert, kommt es unter Antazidaeinnahme zur Steigerung der Nettosekretion von H^+-Ionen, die durch entsprechende Antazidadosen im Magenlumen gebunden werden.

Neuere Untersuchungen weisen jedoch darauf hin, daß auch *niedrige Dosen* mit vergleichweise geringer Neutralisationskapazität bei der Ulkustherapie wirksam sind. Es wird deshalb spekuliert, daß Antazida neben ihrer neutralisierenden Wirkung auch über andere protektive Mechanismen, wie z. B. die nachgewiesene Prostaglandinfreisetzung, ihre ulkusheilende Effekte vermitteln können. Ein weiterer Wirkungsmechanismus der Antazida besteht darin, daß durch die Säureneutralisation über einen Reboundeffekt mit verstärkter Nettosäuresekretion auch *Bikarbonat* zur Neutralisation von rückdiffundierter H^+-Ionen direkt oberhalb und innerhalb der Schleimhaut freigesetzt wird.

- *Prinzip 3: Verstärkung des Schleimhautschutzes (Protektion)*

Dieses Prinzip wird in erster Linie durch sog. Filmbildner vom Typ des *Sucralfats* angestrebt. Die Substanz bindet sich als basisches Aluminiumsalz von polymerem Saccharosesulfat im sauren Milieu in lockerer komplexer Bindung mit der Fibrinschicht im Ulkusgrund und erosiven Mukosadefekten und soll dadurch als Schutzbarriere die aggressiven Faktoren des Magensaftes, wie Säure, Pepsin und Gallensalze, am Eindringen in das Gewebe hindern und inaktivieren. Außerdem wird auch über die Stimulation der Prostaglandinsynthese und -freisetzung in der Magenschleimhaut eine Anregung der Schleim- und Alkalisekretion sowie der Zellneubildung angenommen.

Auch den *Wismutverbindungen* werden neben ihrer *H. pylori-eliminierenden* Wirkung auch *schleimhautschützende Effekte* durch Stimulation der Schleim- und Bikarbonatsekretion und Bildung eines Schutzfilmes zugeschrieben. Die Therapie mit synthetischen Prostaglandinanalogen E_1 und E_2 zielt auf eine Substitution und Verstärkung der endogenen mukosalen Prostaglandinbereitstellung mit ihrer nachgewiesenen steigernden Wirkung auf die Bikarbonat- und Schleimsekretion des Oberflächenepithels ab, sowie auch auf die Schleimhautdurchblutung und Produktion eines oberflächenaktiven Surfactants.

- *Prinzip 4: Elimination von Helicobacter pylori (HP)*

Die direkte pathogenetische Rolle der HP-Infektion der Magenschleimhaut ist für die Typ B-Gastritis weitgehend bewiesen (s. Abschn. 1.5.3.2). Dagegen wird die Bedeutung des Keimes für die Genese des Ulcus duodeni noch kontrovers diskutiert und für das Ulcus ventriculi von den meisten Gastroenterologen eher abgelehnt. Für eine mögliche Beteiligung des Keimes in der pathogenetischen Kette beim Ulcus duodeni spricht

- die *hohe Inzidenz der Infektion* von über 90–95% bei Patienten mit Ulcus duodeni im Bereich der gesamten Magenschleimhaut und insbesondere die immer nachweisbare *gastrale Metaplasie im Bulbus duodeni* in Nachbarschaft des Ulkus
- *keine Rezidive* bei Beseitigung (Eradikation) des Keimes
- das Wiederauftreten von Rezidiven bei Reinfektion sowie
- die ulkusheilende Wirkung von HP-eliminierenden Therapiemaßnahmen (s. Abschn. 4.2.9).

Hierbei haben die verschiedenen *Wismutverbindungen* eine hohe direkte bakterizide Wirkung auf HP. Eine komplette Eradikation mit der herkömmlichen Galenik und Dosierung von Wismutpräparaten ist jedoch nur selten unter 20% möglich. Deshalb werden Kombinationen mit HP-sensiblen Antibiotika, wie Metronidazol, Tinidazol, Amoxycillin, Oxofloxacin u. a., in Zwei- und Dreifachkombinationen eingesetzt.

Neue Befunde sprechen dafür, daß auch das substituierte Benzimidazol *Omeprazol* neben der starken Säuresekretion auch eine HP-Elimination der Magenschleimhaut bewirken kann, ohne daß der hierfür verantwortliche Mechanismus klar ist. Eine anhaltende Eradikation nach Absetzen des Präparates wurde jedoch bisher nur selten beobachtet. In Kombination mit Antibiotika, z. B. Amoxycillin werden nach neueren Studien Eradikationsraten von 70% erreicht.

4.2.3 Antazida

- *Wie wirken Antazida?*

Antazida sind Präparate, die

- die *Magensäure* neutralisieren (H^+-Neutralisation)
- *Gallensalze* binden und

- nach neueren Untersuchungen auch einen *zytoprotektiven Effekt* haben, der sehr wahrscheinlich auf einer Steigerung der endogenen Prostaglandinsynthese beruht.

Die *Wirksamkeit* der Antazida wird bestimmt durch:

- die Art der antaziden Wirksubstanzen
- die Azidität im Magen des Ulkuspatienten
- den Zeitpunkt der Einnahme
- die Geschwindigkeit der Magenentleerung

Die Substanzen lassen sich im wesentlichen in *zwei chemische Gruppen* einteilen. Dies sind einerseits *anorganische Salze* wie z. B. Aluminiumhydroxid, Magnesiumhydroxid, Kalziumkarbonat, Magnesiumkarbonat und Magnesium-/Aluminiumsilikate, und andererseits die *Schichtgitterverbindungen* wie Magaldrat, Hydrotalcit und Almagat (in Deutschland noch nicht im Handel).

Tab. 5: Einzelsubstanzen als Bestandteile von handelsüblichen Antazida und ihre wichtigsten Eigenschaften

Substanz (chemische Bezeichnung)	Gebrauch	Eigenschaften		mögliche Nebenwirkungen (bei höheren Dosen)
		Puffer-kapazität	Bindung von Gallensaft	
• *Salze (konventionelle Antazida)*				
Natriumbikarbonat	überholt	++	–	Gasentwicklung (CO_2) Alkalose
Aluminiumhydroxid	häufig	+	+++	Obstipation, Phosphatverarmung, Dialyseintoxikation
Kalziumkarbonat	häufig	+++	+	selten Hyperkalzämie, Milchalkalisyndrom
Magnesiumhydroxid	häufig	++	+	Durchfall, Hypermagnesiämie bei Niereninsuffizienz
Magnesiumtrisilikat	selten	+	–	
Aluminiumphosphat	selten	+	–	
• *Schichtgitterverbindungen*				
Magaldrat	häufig	+++	+++	
Hydrotalcit	häufig	+++	+++	Gasentwicklung (CO_2)

+++ = stark ++ = mäßig + = schwach

Die *anorganischen Salze* werden als Gemische in unterschiedlichsten Kombinationen eingesetzt. So werden Magnesiumhydroxid und Kalziumkarbonat mit relativ hoher Neutralisationskapazität häufig mit Aluminiumhydroxid kombiniert, das die Gallensäuren besser bindet.

Antazide Wirksubstanzen mit *Schichtgitterstruktur* stellen feste Verbindungen aus Aluminiumhydroxid und Magnesiumhydroxid dar (Tab. 5). Durch die feste Verbindung sind die Nebenwirkungen der Einzelkomponenten aufgehoben bzw. auf ein Minimum reduziert.

Ihre *klinisch-physikalischen Eigenschaften* unterscheiden sich von denen der Salzgemische. Als Folge hiervon besitzen Salzgemische und Schichtgitterverbindungen auch unterschiedliche therapeutische Eigenschaften, und hier vor allem hinsichtlich der Säurebindung. So ist z. B. 1 g Magaldrat in der Lage, 60–260 ml, 0,1 N HCl auf den therapeutischen pH-Bereich zwischen 3 und 5 einzustellen. Es reagiert damit als Säurepuffer, der über einen Bereich von 200 ml Säure den pH-Wert konstant halten kann. Im Vergleich hierzu kann 1 g eines Gemisches aus Aluminiumhydroxid und Magnesiumhydroxid nur über einen Bereich von 20 ml Säure den pH-Wert zwischen 3 und 5 halten.

Wie aus zahlreichen Publikationen bekannt ist, unterliegen die Antazida in vivo bezüglich ihrer Neutralisationskapazität dem ‚Eiweißfehler'. Durch Komplexbindung von Aluminiumhydroxid mit Bestandteilen des Magensaftes (Proteine, Aminosäuren, organische Säuren) kommt es zu einem Verlust an Säurebindungsvermögen. Dieser Verlust beträgt bei Aluminiumhydroxid bis zu 75%: je höher der Aluminiumhydroxid-Anteil eines Antazidums ist, um so größer wirkt sich der Eiweißverlust aus.

Da Schichtgitterverbindungen kein freies Aluminiumhydroxid enthalten, ist daher auch die Diskrepanz zwischen in vitro- und in vivo-Säurebindungsvermögen wesentlich geringer. So ist Magaldrat in einer Dosierung von 50 mmol in vitro-Neutralisationskapazität einem Salzgemisch mit 140 mmol in vitro-Neutralisationskapazität in vivo ebenbürtig.

Stehen beim therapeutischen Einsatz von Antazida die *Bindung von Gallensäuren* und die *Mukosaprotektion* im Vordergrund, so sollten *aluminiumhydroxidhaltige* oder *Schichtgitterverbindungen* eingesetzt werden. Es haben jedoch nicht alle Aluminiumhydroxid-Kombinationen gleich gute gallensäurebindende Eigenschaften.

Den handelsüblichen Antazida sind zum Teil nicht-anazid wirkende Substanzen beigemischt wie Atropinabkömmlinge, Wismut, Lokalanästhetika, Milchpulver, Succus Liquiritiae, Dimethylsilicon u. a., wobei der zusätzliche Effekt durch Studien bisher nicht bewiesen wurde.

- *Wir wirksam sind Antazida?*

Beim Ulkusschub: Durch regelmäßige Einnahme von Antazida läßt sich eine signifikant schnellere Abheilung des akuten Ulcus ventriculi et duodeni (Erstulkus oder Rezidiv) im Vergleich zu Placebo nachweisen. Zahlreiche Vergleichsstudien zu H_2-Blockern zeigten keine signifikanten Unterschiede.

Aluminiumhydroxid- und magnesiumhydroxid-haltige Kombinationspräparate und Schichtgitterantazida sind hierbei ähnlich wirksam. Neuere Studien haben gezeigt, daß die Wirksamkeit bereits bei relativ niedriger Dosierung mit nur relativ geringer Beeinflussung der gastralen Azidität nachweisbar ist, so daß neben dem neutralisierenden Effekt auch andere Mechanismen angenommen werden (s. o.).

Antazida haben wohl in erster Linie wegen des unbequemen Einnahmemodus von 4–5 Applikationen ca. ½–1 Stunde nach jeder Mahlzeit und zur Nacht in der Behandlung des Ulkusschubes in letzter Zeit deutlich an Boden verloren zugunsten der H_2-Blocker-Therapie mit der attraktiven Einmalgabe einer Tablette zur Nacht (nocte). Antazida werden deshalb zunehmend häufig als adjuvantes Medikament zu einer H_2-Blocker-Therapie in der Initialphase verordnet, solange noch Beschwerden bestehen.

In klinischen Studien wurde gezeigt, daß 50% der Ulkuspatienten, die mit einem H_2-Blocker-Präparat behandelt werden, während der ersten 14 Tage der Behandlung ein Antazidum benötigen, um schmerzfrei zu sein.

Bei der Langzeittherapie: Nur wenige Studien wurden über die Wirksamkeit einer Langzeitbehandlung zur Verhütung von Rezidiven durchgeführt. Hierbei zeigte sich eine deutlich schwächere Wirksamkeit gegenüber H_2-Blockern. Außerdem ist bei der Langzeittherapie mit Antazidagemischen eine mögliche Resorption von Erdalkali oder Aluminium mit dem potentiellen Nebenwirkungsrisiko sowie die Interaktion mit anderen Medikamenten problematisch.

- *Welche Nebenwirkungen haben Antazida?*

Unerwünschte Wirkungen von Antazida werden durch die chemische Zusammensetzung, die Dosierung, die Einnahmedauer sowie durch mögliche präexistente Grundkrankheiten, wie z. B. Nierenerkrankungen, bestimmt. *Aluminiumhydroxid* kann über Bildung von im Duodenum unlöslichen Phosphatverbindungen zur *Phosphatverarmung*, besonders bei Patienten, die unter parenteraler Ernährung stehen, führen mit dem klinischen Zeichen von körperlicher Schwäche, Anorexie und Übelkeit. Andererseits können die relativ geringen Mengen an resorbiertem Aluminium mit möglichen neurotoxischen Nebenwirkungen und Knochenentkalkung – besonders bei Niereninsuffizienz – zur *vermehrten Alu-*

miniumablagerung im Gewebe führen. Es findet sich jedoch ein unterschiedliches Resorptionsverhalten bei aluminiumhaltigen Salzgemischen und Schichtgitterverbindungen. So wurden z. B. bei Nierengesunden nach Gabe von *Magaldrat* keine erhöhten Aluminiumkonzentrationen in Serum, Knochen und Gehirn gefunden, während es bei aluminiumhydroxidhaltigen Antazida zu signifikanten Erhöhungen kam.

Die Annahme, daß oral aufgenommenes Aluminium die *präsenile Demenz* (Morbus Alzheimer) verursacht, ist bisher nicht bewiesen. Es gibt jedoch Hinweise, daß es in der Pathogenese der Krankheit eine Rolle spielt. So enthalten post mortem untersuchte Gehirne von Alzheimer-Kranken immer Aluminium. Es gibt Untersuchungen, die gezeigt haben, daß in Gegenden mit stark aluminiumhaltigem Trinkwasser das Risiko, an Morbus Alzheimer zu erkranken, erhöht ist.

Bei Niereninsuffizienz besteht durch die gleichzeitige Gabe von *Kalziumkarbonat* in Mischpräparaten die Gefahr der Hyperkalziämie. Während höhere Dosen von *Magnesiumhydroxid* laxierend bis hin zu erheblichen osmotisch bedingten wäßrigen Durchfällen führen, verursacht Kalziumkarbonat wie auch Aluminiumhydroxid eher eine Obstipation. Um diesen gegenläufigen unerwünschten Effekten zu begegnen, wurden in zahlreichen handelsüblichen Präparaten beide oder alle drei Substanzen kombiniert (s. Tab. 5).

Da in Schichtgitterantazida diese Verbindungen nicht frei enthalten sind, ist mit diesen Nebenwirkungen weniger zu rechnen.

Die höher dosierte Einnahme von *Natriumbikarbonat* kann zu einer klinisch relevanten *Alkalose* und *Aluminiumbelastung* führen. *Magnesiumhydroxid* dagegen kann, in höherer Dosis verabreicht, über eine Alkalisierung des Urins die Ausscheidung verschiedener Medikamente steigern (z. B. Salizylate) oder vermindern (z. B. Chinidin). Die meisten Antazida *binden* z. T. aufgrund ihrer Oberflächenaktivität im oberen Gastrointernaltrakt *zahlreiche Medikamente* wie Digitalispräparate, H_2-Blocker, Antiarrhythmika u. a. und vermindern dadurch deren Absorption und Bioverfügbarkeit.

Insgesamt sind diese Nebenwirkungen jedoch selten und nur bei hohen Dosierungen über längere Zeiträume relevant. Sie können vermieden werden, indem man einen Einnahmeabstand von 1 Stunde einhält.

- *Wann sind Antazida indiziert und wie werden sie dosiert?*

Antazida können beim unkomplizierten Schub eines Ulcus ventriculi et duodeni alternativ zu den anderen medikamentösen Maßnahmen eingesetzt werden mit dem Ziel einer *schnelleren Abheilung*.

Die *Dosierung* kann hierbei relativ niedrig gewählt werden: 3 – 4 × 50 – 80 mmol/Tag, jeweils 1 – 1½ Stunden nach dem Essen und zur Nacht.

Bei *höherer Dosierung* muß auf mögliche *Nebenwirkungen* geachtet werden. Für die Langzeittherapie und Rezidivprophylaxe sind Antazida nicht geeignet. Auch eine prophylaktische Gabe bei *Antirheumatikatherapie* ist weder belegt noch sinnvoll.

4.2.4 M_1-Muskarin-Rezeptoren-Antagonisten

- *Wie wirken Pirenzepin oder Telenzepin?*

Pirenzepin und Telenzepin sind Anticholinergika, die in vivo aufgrund ihrer besonders hohen Affinität bevorzugt den Muskarinrezeptoren-Subtyp M_1 hemmen, der die Erregung für die Säuresekretion überträgt. Beide Präparate hemmen auch die über den N. vagus vermittelte kephale und z. T. auch die gastrale Phase der Magensäuresekretion. Nachdem in in vitro-Untersuchungen an isolierten Parietalzellen diese Substanzen deutlich schwächer wirken im Vergleich zu den in vivo beobachteten Effekten, wurde vermutet, daß die Hemmung der vagalen Impulse vorwiegend in den parasympathischen submukösen Ganglienzellen, die M_1-Rezeptoren tragen, vermittelt wird, während die Parietalzelle selbst vorwiegend mit M_2-Rezeptoren ausgestattet ist, die durch diese Pharmaka in wesentlich geringerem Maße hemmbar sind. M_1-Rezeptoren-Antagonisten hemmen auch die Freisetzung von Gastrin und Histamin.

Pirenzepin und Telenzepin sind trizyklische Benzodiazepinonderivate mit relativ selektiver antagonistischer Hemmwirkung auf die muskarinergen M_1-Rezeptoren. Beide Substanzen unterdrücken die basale und vagal oder pentagastrinstimulierte Säure- und Pepsinsekretion um ca. 40 – 50%. Das Pirenzepinanalogon *Telenzepin* besitzt eine ähnlich ausgeprägte sekretionshemmende Wirkung wie *Pirenzepin* bei höherer molarer Affinität mit längerer Wirkungsdauer und höherer Bioverfügbarkeit.

- *Wie wirksam sind M_1-Muskarin-Rezeptoren-Antagonisten?*

Pirenzepin zeigt erst mit höheren Tagesdosen von 2 × 50 mg bis 3 × 75 mg signifikante Effekte auf die Schmerzbefreiung und Abheilungsgeschwindigkeit beim Ulcus duodeni, die den Effekten unter dem H_2-Blocker *Cimetidin* entsprechen.

Zur Wirksamkeit beim Ulcus ventriculi liegen nur vereinzelte Daten vor, die noch keine endgültigen Schlüsse zur klinischen Wirksamkeit zulassen.

Wirkungsweise:
- M_1-Muskarin-Rezeptorenblockade (Potenzierung der H_2-Histamin-Rezeptorenblockade)
- geringe Nebenwirkungen (Akkomodationsstörungen)

Klinische Wirksamkeit:
- *Ulkusschub*
  - Schmerzbefreiung (+)
  - Heilungsbeschleunigung (+)
- *Langzeittherapie:* relativ geringe Effekte

Zur *Langzeittherapie* mit dieser Medikamentenklasse liegen für das Ulcus duodeni nur vereinzelte und für das Ulcus ventriculi keine Befunde vor. Hierbei liegen unter der Dauereinnahme von 75 – 100 mg/Tag *Pirenzepin* die Jahresrezidivraten mit 40 – 50% deutlich höher als unter den H_2-Blockern.

- *Mit welchen Nebenwirkungen ist zu rechnen?*

Mundtrockenheit und Akkomodationsstörungen werden erst unter höheren Dosen (> 100 mg) bis zu 3 × 50 Pirenzepin täglich in einer Rate von 20% beobachtet. Das Nebenwirkungsprofil von Telenzepin scheint eher günstiger zu sein.

- *Wann sind Muskarin-M_1-Rezeptoren-Antagnosten indiziert und wie werden sie dosiert?*

Akuter Ulkusschub: Beim einfachen unkomplizierten, „Erstulkus“ können *Pirenzepin* und *Telenzepin* eingesetzt werden, während der starke symptomatische Ulkusschub und das Rezidivulkus H_2-Blockern oder ATPase-Hemmern vorbehalten sind. Die notwendige Tagesdosis beträgt mindestens 2 × 50 mg bzw. 2 × 75 mg für Pirenzepin, wobei in 5 – 10% bereits mit anticholinergen Nebenwirkungen zu rechnen ist.

Langzeittherapie: Der Effekt einer Langzeittherapie wurde weder für Pirenzepin noch für Telenzepin in größeren Serien studiert. Einzelstudien zeigen eine geringere Wirksamkeit im Vergleich zu H_2-Blockern. Deshalb haben sich diese Medikamente nicht bei der Langzeitprophylaxe durchgesetzt.

4.2.5 Sucralfat

- *Wie wirkt Sucralfat?*

Das basische wasserunlösliche Aluminiumsalz von Saccharosesulfat bildet im sauren Milieu ein visköses Substanzgemisch, welches sich filmartig durch Komplexbildung mit Proteinen auf der Schleimhaut des Magens und Duodenums, besonders im Bereich von flächigen Läsionen, mit Fibrinausschwitzungen niederschlägt und so die Schleimhaut vor aggressiver Säure, Pepsin und Gallensalzen im Magensaft schützt und offensichtlich deshalb die Heilung von erosiven und ulzerösen Läsionen beschleunigt. So wird ein 6–7mal höherer Gehalt von Sucralfat im Bereich von Läsionen im Vergleich zur intakten Schleimhaut gemessen. Eine neutralisierende Wirkung ist zu vernachlässigen. Tierexperimentell wird eine Verstärkung der Schleimsekretion, eine Stimulation des Epithelerneuerungsprozesses und eine Steigerung der Bikarbonatsekretion des Oberflächenepithels nachgewiesen, die wahrscheinlich auf eine Steigerung der mukosalen Zyklooxygenaseaktivität und Prostaglandinsynthese zurückzuführen sind. Die Substanz wird nur in sehr geringem Maße, weniger als 2%, resorbiert.

Wirkungsweise:
- Schutzfilm über Läsion
- Gallensalzbindung
- Mukosaprotektion (?)
- keine wesentlichen Nebenwirkungen (Obstipation)

Klinische Wirksamkeit:
- Akuter Schub
  - Schmerzbefreiung (+)
  - Heilungsbeschleunigung +
- *Langzeittherapie:* relativ geringe Effekte

- *Wie ist die klinische Wirksamkeit bewiesen?*

Beim Ulcus duodeni und ventriculi werden in kontrollierten klinischen Studien gegenüber einer Placebogabe signifikant höhere 4-Wochenabheilungsraten von 60–92% beobachtet unter einer Dosierung von 4 × 1 g/die. Ein signifikanter Unterschied zu den H_2-Blockern wird hierbei nicht festgestellt. Im Vergleich zu Cimetidin wurde nach Absetzen der Akuttherapie eine signifikant niedrigere Rezidivrate beim Ulcus duodeni festgestellt. Der schmerzlindernde Effekt scheint jedoch insbesondere beim Ulcus duodeni geringer zu sein als bei den H_2-Blockern.

Auch die Jahresrezidivrate unter *Sucralfat*-Dauerbehandlung mit 2 × 1 g/die liegt mit 40–50% signifikant höher im Vergleich zum *Cimetidin* mit 15–25%. Bei schlecht heilenden Ulzera, besonders bei präpylorischen Magengeschwüren, zeigt die Kombination mit Cimetidin einen stärkeren Effekt als die jeweilige Monotherapie.

- *Hat Sucralfat Nebenwirkungen?*

Da *Sucralfat* nur in sehr geringem Prozentsatz resorbiert wird, ist mit systematischen Nebenwirkungen nicht zu rechnen. Der leicht obstipierende Effekt ist auf den Aluminiumgehalt durch topische Wirkung im Darm zu erklären.

- *Wann ist Sucralfat indiziert und wie wird es dosiert?*

Sucralfat stellt eine wirksame Alternative zu den H_2-Blockern dar, besonders bei den wenig symptomatischen Ulcera duodeni und präpylorischen Magenschwüren.

Eine Kombination mit H_2-Blockern ist besonders bei schlecht heilenden peptischen Ulzera sinnvoll, wobei darauf geachtet werden muß, daß der H_2-Blocker abends und Sucralfat über den Tag verteilt, jeweils vor den Mahlzeiten, verabreicht wird, da ein optimaler Sucralfat-Film nur im sauren Milieu ($pH < 3-4$) entsteht. Die Einnahme von 4×1 g soll vor oder zwischen den Mahlzeiten erfolgen, um eine Inaktivierung durch Bindung an Nahrungseiweiß zu verhindern. Auch wegen dieses unbequemen Verabreichungsmodus hat sich das Präparat gegen die H_2-Blocker trotz gutem Wirksamkeitsprofil bisher nicht durchsetzen können. Die *prophylaktische Wirkung* von 2×1 g Sucralfat ist gegenüber den H_2-Blockern deutlich geringer.

4.2.6 H_2-Histamin-Rezeptoren-Antagonisten (H_2-Blocker)

- *Wie wirken H_2-Blocker?*

Histamin regt über Aktivierung der H_2-Rezeptoren die Parietalzelle zur Säurebildung an (s. Abb. 11). Dieser Vorgang wird durch H_2-Histaminrezeptoren-Antagonisten gehemmt.

Die verschiedenen Substanzen weisen stark voneinander abweichende Molekularstrukturen auf. Die H_2-Rezeptoren-hemmende Wirkung wird durch eine allen als funktionelle Gruppe gemeinsames aromatisches System und eine polare, planare Gruppierung bestimmt, die über eine flexible Kette miteinander verknüpft sind.

Entsprechend der unterschiedlichen aromatischen Struktur werden die H_2-Blocker unterteilt in Imidazole *(Cimetidin)*, Furane *(Ranitidin)* bzw. Aminomethyl-Thiazole *(Nizatidin)*, Guanidinothiazole *(Famotidin)* und Aminomethylphenoxy-Derivate *(Roxatidin)*. Die Guanidinothiazole weisen hierbei eine besonders hohe Affinität zum H_2-Rezeptor auf, worauf die relativ niedrige molare Dosierung für vergleichsweise ähnliche Hemmeffekte beruht.

Die genannten H_2-Blocker werden als kompetitive Hemmstoffe für H_2-Rezeptoren im oberen Dünndarm schnell und vollständig resorbiert (Bioverfügbarkeit: zwischen 40–90%). Die für eine 50%ige Hemmung der stimulierten Säuresekretion notwendigen Plasmaspiegel schwanken zwischen 500–600 ng/ml für *Cimetidin*, 100–200 ng/ml für *Ranitidin*, *Nizatidin* und *Roxatidin* und 20–30 ng/ml für *Famotidin*, abhängig von der jeweiligen Rezeptoren-Affinität. *Cimetidin* wird ebenso wie *Ranitidin*, *Famotidin* und *Nizatidin* bis zu 60–70% unverändert renal eliminiert, *Roxatidin* zu ca. 45–50%. Bei eingeschränkter Nierenfunktion mit einer Kreatininclearance von weniger als 30 ml/min sollte die Tagesdosis der H_2-Blocker auf die Hälfte reduziert werden.

Die Eliminationshalbwertzeit beträgt beim Gesunden für die vier H_2-Blocker *Cimetidin*, *Ranitidin*, *Famotidin* und *Nizatidin* ca. 2–4 Stunden; sie ist für

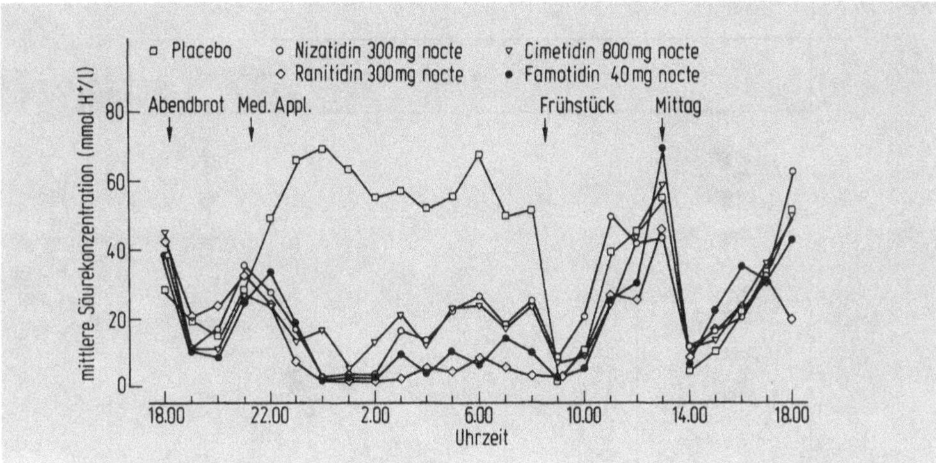

Abb. 12: Mittlere stündliche intragastrale H^+-Ionen-Konzentration bei 10 Probanden nach Gabe von Nizatidin 300 mg, Cimetidin 800 mg, Ranitidin 300 mg, Famotidin 40 mg oder abendlicher Placebogabe. (Nach Dammann et al., Hepato-Gastroenterology, *33* (1986) 217)

Roxatidin wegen der besonderen „Slow-release"-Darreichungsform mit ca. 6 Stunden deutlich länger. Diese *Säuresekretionshemmung zwischen 22 und 7 Uhr*, gemessen an der verbleibenden H^+-Aktivität im Vergleich zur Placebogabe, beträgt für *Cimetidin* 67%, für *Nizatidin* 80%, für *Ranitidin* und *Famotidin* ca. 90–95%. Hierbei reicht die Hemmwirkung nur für *Ranitidin*, *Famotidin* und *Roxatidin* noch in die Morgenstunden des Folgetages hinein (Abb. 12).

Der Hemmechanismus am Rezeptor ist hierbei allen H_2-Blockern gemeinsam: nicht nur die histaminergen Rezeptoren, sondern indirekt auch die vagalen cholinergen und gastrinergen Mechanismen werden unterdrückt (Abb. 13).

- *Wie wirksam sind H_2-Blocker?*

Ulkusschub: In zahlreichen weltweiten Studien wurde besonders für das Ulcus duodeni eine hohe Wirksamkeit für alle fünf verfügbaren H_2-Blocker gezeigt, gemessen an einer schnellen Schmerzbefreiung und hohen Abheilungsrate. Hierbei zeichnet sich ein Trend zu einem stärkeren Therapieeffekt für die potenteren Säureblocker *Ranitidin* und *Famotidin* im Vergleich zu *Cimetidin* ab.

Für das Ulcus ventriculi ist die Wirksamkeit nicht in dieser Deutlichkeit belegt, aber aus den meisten Studien ebenfalls ablesbar. Dieser Unterschied ist möglicherweise auf die allgemein schlechtere Heilungstendenz von Ulcera ventriculi zurückzuführen.

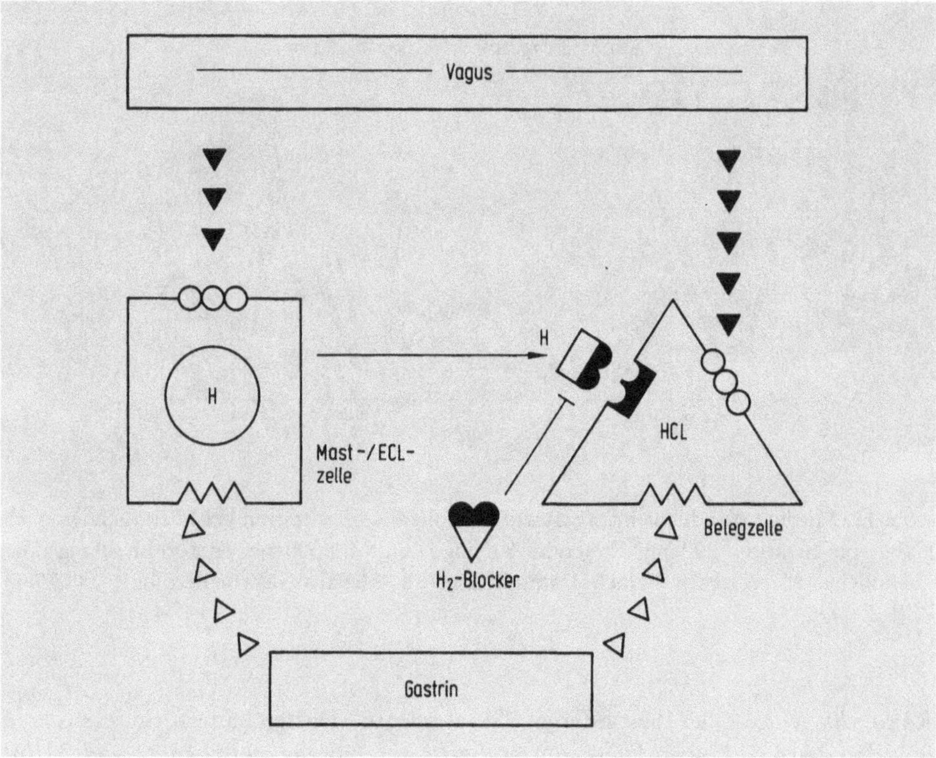

Abb. 13: Die Beteiligung von Histamin an der Kontrolle der Magensekretion und seine Hemmung durch Histamin-H_2-Rezeptoren-Antagonisten

Langzeittherapie: Mit den H_2-Blockern wurde erstmals eine konservativ-therapeutische Alternative zu den operativen Verfahren für die Rezidivprophylaxe in die Ulkustherapie eingeführt. Diese Indikation wird besonders deutlich für das Ulcus duodeni, weniger für das Ulcus ventriculi in endoskopisch-kontrollierten Langzeitstudien nachgewiesen. Hierbei zeigt sich ein Trend zugunsten der stärkeren Säureblocker *Ranitidin* und *Famotidin* im Vergleich zu *Cimetidin.* Auch für *Nizatidin* und *Roxatidin* liegen erste, ähnlich günstige Erfahrungen vor. Die Senkung der Jahresrezidivraten kann hierbei von durchschnittlich 70 – 90% unter Placebo-Therapie auf 15 – 25% unter H_2-Blocker-Dauereinnahme gesenkt werden. Inwieweit durch eine konsequente Langzeittherapie mit H_2-Blockern auch die Komplikationsrate (Blutung, Perforation, Narbenstenose) gesenkt wird, läßt sich bisher nicht belegen, ist jedoch wahrscheinlich. Nach Absetzen der Langzeittherapie ist mit ähnlich hohen Rezidivraten zu rechnen wie vor Therapiebeginn. „Rebound-Phänomene" mit einer Rezidivhäufung nach Absetzen werden nicht beobachtet.

Intermittierende Therapie: Bei dieser Behandlungsform werden H_2-Blocker 2–4 Wochen verabreicht ohne endoskopischen Nachweis eines Ulkus und bei Beschwerdefreiheit wieder abgesetzt (sog. Bedarfstherapie). Die Wirksamkeit dieser, in der Praxis besonders aus Kostengründen häufig angewandten Vorgehensweise ist jedoch nicht durch Studien belegt.

- *Sind Nebenwirkungen zu befürchten?*

Alle H_2-Blocker sind allgemein gut verträglich und weisen kaum signifikante Nebenwirkungen auf. Störungen der Sexualfunktion bei *Cimetidin*-Applikation mit Brustspannungen bis hin zur Gynäkomastie in hohen Dosen, Libidoverlust aufgrund einer leichten antiandrogenen Wirkung, werden bei den neueren H_2-Blockern nicht beobachtet. Auch Interaktionen im Arzneimittelabbau mit verschiedenen Medikamenten, wie Theophyllin, Diazepam, Propranolol oder Lidocain u. a., in der Leber mit einer verzögerten Elimination dieser Arzneimittel werden ausschließlich für *Cimetidin* nachgewiesen.

Cimetidin wird im Gegensatz zu den anderen H_2-Blockern vorwiegend über das mischfunktionelle Zytochrom P 448/450 mikrosomale Oxygenasesystem der Leber verstoffwechselt und tritt hier in Konkurrenz mit den genannten Medikamenten.

Cimetidin und in schwächerem Maße auch *Ranitidin* werden in Konkurrenz mit verschiedenen Medikamenten und Kreatinin tubulär in der Niere sezerniert ohne signifikante klinische Folgen. Am Herzen wird ein schwach negativ inotroper Effekt von *Ranitidin* und *Famotidin*, besonders nach i. v.-Gabe, diskutiert, offensichtlich jedoch ohne besondere klinische Relevanz. Vereinzelte, in vielen Fällen nicht durch Reexposition gesicherte, Nebenwirkungen sind Verwirrtheitszustände, Hepatitis, Leuko- und Thrombopenie, akute Pankreatitis, anaphylaktische Reaktionen u. a. Irreversible Dauerschäden durch H_2-Blocker, insbesondere auch bei der Langzeitbehandlung, sind bisher nicht bekannt geworden.

- *Wann sind H_2-Blocker indiziert und wie werden sie dosiert?*

Sämtliche, hier besprochenen H_2-Blocker sind beim akuten Schub eines Ulcus duodeni et ventriculi indiziert, wobei mehr als 80% nach 4 Wochen beim Ulcus duodeni und nach 6–8 Wochen beim Ulcus ventriculi abgeheilt sind.

Dosierung und Applikation richten sich nach den pharmakodynamischen Daten (s. o.) und den in klinischen Studien gewonnenen Erfahrungen: Ulzera heilen ähnlich schnell ab und werden asymptomatisch, wenn die H_2-Blocker nur *einmal abends oder zur Nacht* in *doppelter Dosis* verabreicht werden (Tab. 6).

Weniger als 10% der peptischen Ulzera mit entsprechender Symptomatik persistieren unter H_2-Blocker-Therapie. Hier sollte die Dosis verdoppelt, oder besser ATPase-Hemmer verabreicht werden.

Für die *Langzeittherapie* wird die Dosis (nocte) halbiert. Bei einem Rezidivulkus unter Langzeittherapie (sog. *Durchbruchulkus*) wird wieder auf das Niveau der Akuttherapie verdoppelt oder besser auf ATPase-Hemmer umgesetzt.

Tab. 6: Dosierung und Einnahmemodus von H_2-Blockern bei Ulcus duodeni (d) und Ulcus ventriculi (v) in der Akut- und Langzeitbehandlung

	Akuttherapie Ulcus d/v	i. v.	Langzeittherapie Ulcus d/v
Cimetidin	800 mg nocte 4–8 Wochen	1–2 g Dauerinfusion	400 mg nocte
Ranitidin	300 mg nocte	3–4 × 50 mg i. v.	150 mg nocte
Famotidin	40 mg nocte	2 × 20 mg i. v.	20 mg nocte
Nizatidin	300 mg nocte	–	150 mg nocte
Roxatidin	150 mg nocte	–	75 mg nocte

4.2.7 H^+-K^+-ATPase-Inhibitoren

- *Wie wirken ATPase-Hemmer?*

Substituierte Benzimidazole (= ATPase-Hemmer: Omeprazol, Lansoprazol, Pantoprazol) sind Substanzen mit einer starken kompetitiven Hemmung des H^+-K^+-ATPase-Systems der Parietalzelle und bewirken somit eine Unterdrückung der H^+-Ionen-Ausschleusung, unabhängig vom Erregungszustand und -modus der Rezeptoren der Belegzellen (s. Abb. 11). Sie werden deshalb auch *Protonenpumpenblocker genannt. Während Omeprazol* als der zur Zeit wichtigste Vertreter dieser Substanzklasse viele Jahre in der Entwicklung und klinischen Erprobung stand und erst seit 1990 im Handel ist, sind die Folgesubstanzen, wie *Lansoprazol* und *Pantoprazol*, noch in der klinischen Prüfphase, wobei sich ein ähnliches Wirkungsprofil abzeichnet.

Das Ausmaß der Hemmung der Säuresekretion ist abhängig von der Dosis und schwankt unter maximaler Stimulation mit Pentagastrin zwischen 50% unter 20 mg *Omeprazol* bis zu 100% unter 80 mg (Abb. 14). Somit bleibt bei der relativ niedrigen, allgemein empfohlenen Dosis von 20– max. 40 mg *Omeprazol* auch eine geringe Restsäuresekretion erhalten mit intragastrischen pH-Schwankungen zwischen 2,5 – 7,0. *Omeprazol* wird bei einem pH-Wert von ca. 4 nur im Säuremilieu der Parietalzelle angereichert und durch Säure aktiviert (= Protonierung).

Die Substanz läßt deshalb H^+-K^+-ATPase-Systeme im Organismus wie im Kolon und in der Niere, wo derartige saure pH-Werte nicht erreicht werden, unbeeinflußt. Nach Umwandlung in die aktive Form wird sie in der Parietalzelle gespeichert und ist nur noch hier nachweisbar bei sehr kurzer Plasmahalbwertzeit von ca. 40 min. Hierdurch erklärt sich eine biologische Wirkdauer für die Säuresekretionshemmung von über 24 Stunden. Nach der Protonierung und Zyklisierung verbindet sich das so entstandene Omeprazol-Sulfenamid in obligat saurem Milieu mit hoher Spezifität und Affinität über Bildung von Disulfidkomplexen mit den beiden lumenwärts gelegenen Sulfhydrylgruppen der H^+/K^+-ATPase. Hierdurch wird die Austauschkapazität des Enzyms für K^+- durch H^+-Ionen und damit der transmembranöse, lumenwärts gerichtete H^+-Transport gehemmt, wobei zwei Moleküle *Omeprazol* ein ATPase-Enzymmolekül binden und inaktivieren. Diese Bindung ist zumindestens teilweise irreversibel, so daß die sekretionshemmende Wirkung erst nachläßt, wenn die blockierenden ATPase-Enzymmoleküle abgebaut und durch neue ersetzt werden.

Omeprazol beeinflußt entsprechend dieses Wirkungsmechanismus weder die Sekretion des von den Belegzellen abgegebenen Intrinsic factors noch von Pepsinogen aus den Hauptzellen.

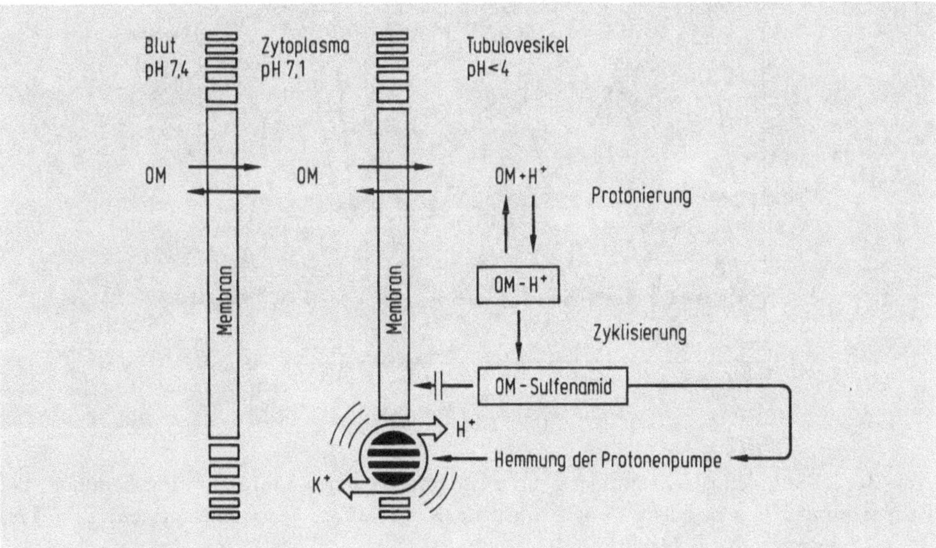

Abb. 14: Wirkungsmechanismus von Omeprazol (OM) bei Hemmung des ATPaseenzymsystems. Aus dem neutralen Plasma wird OM von der stimulierten Parietalzelle aufgenommen und durch Protonisierung aktiviert. Das OM-H^+ bindet nach Zyklisierung zu OM-Sulfenamid an 2 Bindungsstellen die ATPase

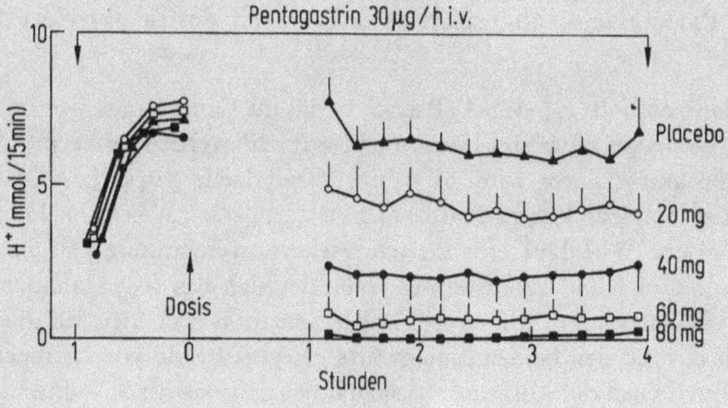

Abb. 15: Dosisabhängige Hemmung der pentagastrin-gesteigerten Säuresekretion durch Omeprazol (aus Bader und Walan 1989)

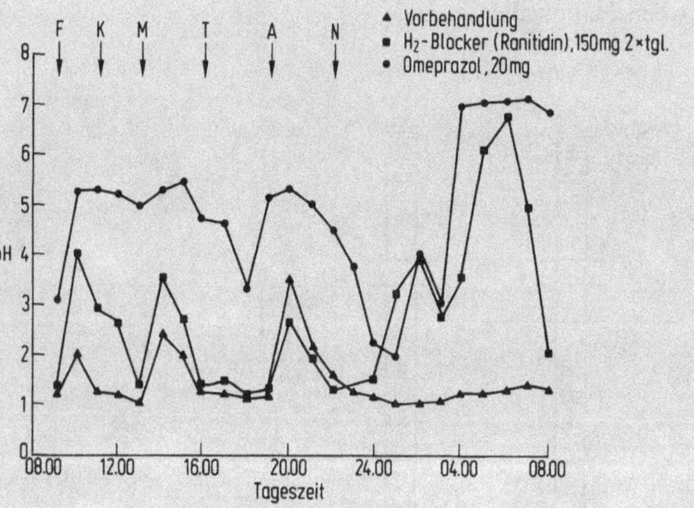

Abb. 16: 24-Stunden pH-Monitoring mit zwei verschiedenen Säuresekretionshemmern bei Patienten mit Ulcus duodeni. (F = Frühstück, K = Kaffee, M = Mittagessen, T = Tee, A = Abendessen, N = Nachtimbiß)
(nach Lanzon-Miller et al., Aliment. Phamacol. Therap. *1* (1987) 239 – 251)

- *Wie ist die klinische Wirksamkeit gesichert?*

Akuttherapie: Omeprazol zeigt eine sehr gute Wirkung auf den akuten Schub eines Ulcus duodeni et ventriculi, wobei neben einer schnellen Abheilung besonders der schmerzlindernde Effekt innerhalb weniger Tage beeindruckt.

Eine klinische Überlegenheit im Vergleich zu den H_2-Blockern findet sich besonders in der Frühphase der Therapie, in den ersten 2 Wochen bei Ulcus duodeni und in den ersten 4 Wochen beim Ulcus ventriculi. Weiterhin kann ein günstiger Effekt von *Omeprazol* beim Ulcus duodeni et ventriculi beobachtet werden, die auf H_2-Blocker nicht ausreichend ansprechen (sog. H_2-Blocker-resistentes Ulkus).

Eine gesteigerte Rezidivrate (sog. Rebound-Phänomen) wurde ähnlich wie bei den H_2-Blockern für Omeprazol nicht beobachtet.

Langzeittherapie: Über den Effekt einer Dauereinnahme von *Omeprazol* beim peptischen Ulkus liegen bis heute (1991) nur wenige Studien vor, die in erster Linie wegen der früher angenommenen potentiellen Nebenwirkungen auf das Gastrin-ECL-Zellsystem des Magens verzögert wurden (s. u.).

Die bisherigen Erfahrungen legen eine hohe prophylaktische Wirksamkeit nahe, die diejenige der H_2-Blocker möglicherweise noch übersteigt.

- *Sind Nebenwirkungen zu befürchten?*

Omeprazol ist gut verträglich. Nebenwirkungen sind derzeit nicht bekannt. Auch bei höheren Dosen werden Verdauungsstörungen infolge der induzierten Sub- oder Anazidität nicht beobachtet.

Die Langzeitbehandlung mit anhaltender Unterdrückung der Säuresekretion hat offensichtlich keine negativen Folgen für die Magenschleimhaut, wie dies in neueren Studien gezeigt wurde. Dies betrifft auch das theoretische Risiko der *Kanzerogenität* durch bakterielle Überbesiedlung und Bildung von potentiell kokanzerogenen Nitroverbindungen aus der Nahrung wie auch eine proliferationssteigernde Wirkung auf die endokrinen Magenzellen der Korpusschleimhaut (ECL-Zellen) mit Ausbildung von *ECL-Hyperplasie* und *-Tumoren.*

Die Proliferation von ECL-Zellen unter hohen Dosen von *Omeprazol* wird ausschließlich bei der Ratte gefunden und beim Menschen und anderen Tierspezies nicht bestätigt. Der zugrundeliegende Mechanismus liegt in der die Anazidität begleitenden Hypergastrinämie, wobei auch andere Modelle einer Hypergastrinämie bei Ratten zur Ausbildung von ECL-Tumoren geführt haben. Dieser Mechanismus läßt sich beim Menschen nicht nachweisen, wobei das Serumgastrin unter Dauereinnahme von *Omeprazol* nur auf das maximal Doppelte des Ausgangswertes ansteigt und die ECL-Zellhyperplasie bei diesen Patienten in langjährigen endoskopisch-bioptischen Kontrollen nicht nachweisbar sind.

Bisherige gut kontrollierte Langzeitstudien über mehrere Jahre weisen ebenfalls nicht auf Störungen der Gastrin-ECL-Zellachse hin.

Unter der Behandlung mit *Omeprazol* wird eine Elimination der Magenschleimhaut von H. pylori beobachtet, ein besonders beim Ulcus duodeni erwünschter Effekt, der jedoch nach Absetzen der Therapie aufgrund einer offensichtlichen Rekrudeszenz des Keimes wieder nachläßt. In Kombination mit Antibiotika wie Amoxypenicillin lassen sich nach neueren Erfahrungen jedoch Eradikationsraten bis zu 70% erreichen.

- *Wann sind ATPase-Hemmer indiziert und wie werden sie dosiert?*

Omeprazol ist ähnlich wie die H_2-Blocker für die Therapie des akuten Schubes eines Ulcus duodeni et ventriculi angezeigt. Eine Priorität besteht bei H_2-Blocker-refraktären und schlecht heilenden großen und komplizierten Ulzera.

Eine *Kombination* mit anderen Ulkuspräparaten ist nicht sinnvoll und bisher auch nicht auf ihre Wirksamkeit überprüft worden.

Eine *Langzeittherapie* zur Rezidivprophylaxe ist wirksam, und besonders indiziert bei:

- häufig rezidivierenden H_2-Blocker-resistenten Ulzera, besonders bei Risikopatienten mit schweren Grundkrankheiten.
- Antirheumatika-Ulzera.
- nach Ulkuskomplikationen (Blutung, Perforation und Zustand nach Übernähung).
- schlecht heilenden Ulzera im operierten Magen und angrenzenden Dünndarm (Anastomosenulkus, Ulcus pepticum jejuni u. a.).

4.2.8 Prostaglandinanaloga

- *Wie wirken die Prostaglandinanaloga beim Ulkusleiden (Misoprostol Enprostil)?*

Synthetische Prostaglandinanaloga der Klassen E_1 (*Misoprostol* und *Enprostil*, in den USA gebräuchlich) sind die bisher einzigen klinisch verfügbaren Derivate mit nachgewiesener Wirkung auf die Ulkusheilung (Abb. 17). Das in Deutschland und Europa handelsübliche *Misoprostol* wird als Tablette eingenommen, im oberen Dünndarm resorbiert und in der Leber zum Teil verstoffwechselt. Die Abbauprodukte werden über die Nieren ausgeschieden.

Ein neues Prostaglandinanalog, 9-Beta-Chloro-16,16-Dimethyl-Prostaglandin-E_2 *(Noclo-prost)*, welches nur in geringen Mengen systemisch aufgenommen wird bei offensichtlich vorwiegend lokaler Wirkung auf die gastroduodenale Schleimhaut, wird zur Zeit klinisch getestet.

Misoprostol wie auch *Enprostil* hemmen die Salzsäurebildung im basalen und stimulierten Zustand relativ schwach im Vergleich zu den H_2-Blockern. Nach neuerer Kenntnis wird diese Hemmung über eine Aktivierung eines spezifischen Prostaglandinrezeptors an der Parietalzelle und durch Interaktion mit dem intrazellulären Adenylzyklase-System vermittelt (s. Abb. 11).

Die *Hauptwirkung* der Prostaglandinanaloga besteht in einem *schleimhautschützenden Effekt.* Diese *„Zytoprotektion“* wirkt sich günstig aus auf:

- die *Mikrozirkulation*
- die *Schleimbildung* und die *Bikarbonatsekretion* des Oberflächenepithels (Abb. 17).

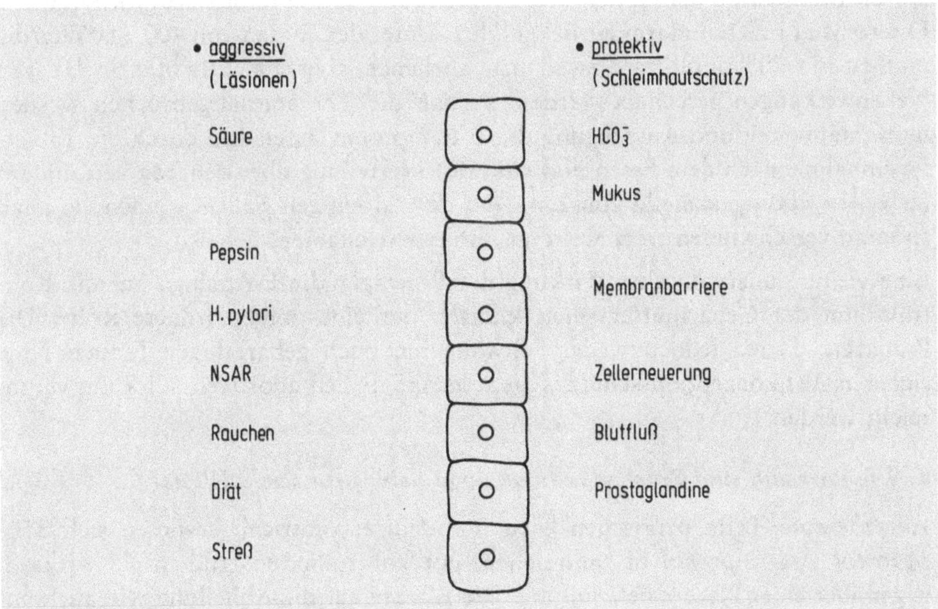

Abb. 17: Ätiologische Faktoren beim Ulkus und ihre mögliche Beeinflussung durch Prostaglandine

Nachdem jedoch in den klinischen Studien Effekte auf die Ulkusheilung nur in Dosen von 400 – 800 µg täglich mit gleichzeitiger antisekretorischen Wirkung und nicht in der subantisekretorischen, aber schon deutlich zytoprotektiven Dosierung von 100 – 200 µg nachweisbar werden, wird die ulkusheilende Wirkung von *Misoprostol* beim peptischen Magen- und Zwölffingerdarmgeschwür vorwiegend auf seine *antisekretorischen* und weniger auf seine zytoprotektiven Eigenschaften zurückgeführt.

Eine *besondere Indikation* ergibt sich offensichtlich bei den antirheumatikabedingten Ulzera (NSAR-Ulkus), bei denen der wichtigste pathogenetische Schritt eine Hemmung der endogenen Prostaglandin-E_2-Synthese in der Magenschleimhaut durch die NSAR zu sein scheint. Hierbei dürfte der prostaglandinsubstituierende zytoprotektive Effekt eine wesentliche Rolle spielen. Der bei Rauchern besonders günstige Heilungseffekt auf das Ulkus wird ebenfalls auf eine Substitution der durch das Rauchen verminderten endogenen Prostaglandinsynthese zurückgeführt.

- *Wie sicher sind Prostaglandinanaloga?*

Die wichtigsten unerwünschten Wirkungen der Prostaglandin-E-Analoga, besonders des *Misoprostols*, sind der *diarrhogene Effekt* und die Auslösung von *krampfartigen Bauchschmerzen* kurz nach der Tabletteneinnahme. Sie werden auf die Stimulation der glatten Muskelzellen und der sekretorischen Aktivität der Enterozyten im Dünndarm zurückgeführt. Unter den Dosen von 400 – 800 µg/die muß zu 15 – 20% mit diesen zwar ungefährlichen, aber subjektiv oft sehr lästigen Nebenwirkungen gerechnet werden, so daß die Therapie abgebrochen werden muß. Häufigkeit und Ausprägung dieser Symptome lassen sich durch die Tabletteneinnahme nach dem Essen und eine Dosisverteilung über den Tag vermindern (z.B. 4 × 200 µg anstelle von 2 × 400 µg). In einigen Fällen können sie auch spontan verschwinden trotz weiterer Tabletteneinnahme.

Eine weitere unerwünschte Wirkung der Prostaglandin-E-Analoga auf die Kontraktilität der Gebärmutter spielt klinisch nur eine untergeordnete Rolle. Die Präparate dürfen jedoch weder Schwangeren noch gebärfähigen Frauen ohne sicheren Antikonzeptionsschutz wegen der möglichen abortiven Wirkung verabreicht werden.

- *Wie wirksam sind Prostaglandinanaloga beim peptischen Ulkus?*

Akuttherapie: Beim peptischen Ulcus duodeni et ventriculi erwiesen sich *Misoprostol* und *Enprostil* in zahlreichen, gut kontrollierten Studien als wirksam gegenüber einer Placebobehandlung. Die Effekte auf die Abheilung wie auch auf die Schmerzentwicklung sind jedoch im Vergleich zu den H_2-Blockern und ATPase-Hemmern geringer. Das bisher in Deutschland verfügbare Prostaglandinanalogon Misoprostol hat sich z. T. auch wegen der subjektiven Nebenwirkungen gegenüber den H_2-Blockern nicht behaupten können. Dagegen weisen einige Studien auf eine vergleichbare, möglicherweise überlegene Wirkung beim NSAR-Ulkus (Magen, Zwölffingerdarm) hin, auch wenn die Antirheumatika weiter verabreicht werden.

Langzeittherapie: Zur Wirksamkeit von Prostaglandinanaloga beim peptischen Ulkus liegen bisher nur wenige Studien vor, die eine gegen Placebo zwar signifikante, gegenüber den H_2-Blockern jedoch geringere Wirksamkeit aufweisen. Dagegen zeigten sich vergleichsweise gute Effekte beim NSAR-Ulkus. Unter der Langzeitbehandlung mit 4 × 100 bzw. 4 × 200 µg/die *Misoprostol* treten in einer bei 420 Patienten durchgeführten Doppelblindstudie innerhalb von 3 Monaten trotz weiterer Verabreichung von *Ibuprofen*, *Piroxicam* und *Naproxen* nur zu 5,6% bei 100 µg bzw. 1,4% bei 200 µg Ulzera auf im Vergleich zu einer Rate von 21,7% in der gleichzeitig geführten Placebogruppe.

- *Wann sind Prostaglandinanaloga indiziert und wie werden sie dosiert?*

Bei schlecht heilenden peptischen Ulcera ventriculi et duodeni kann *Misoprostol* alternativ zu anderen Therapeutika versucht werden. Im Vergleich zu den *ATPase-Hemmern* wird hierbei jedoch kaum, auch in besonders therapieresistenten Fällen, eine überlegende Wirkung zu erwarten sein. Dagegen ergibt sich eine besondere Indikation bei Patienten mit *rezidivierenden Ulzera und NSAR-Pflicht* wegen rheumatischer Grundleiden (s. Abschn. 9). Hierbei können die NSAR weiter verabreicht und die Behandlung mit dem Prostaglandinanalogon auch nach Abheilung des Ulkus im Sinne einer Langzeitprophylaxe fortgeführt werden. Die Dosierung für die Akuttherapie beträgt 2 × 400 oder 4 × 200 µg/die und für die Langzeittherapie 4 × 100 – 4 × 200 µg/die. Bei Bauchkrämpfen und Durchfällen muß die Einnahme auf mehrere Dosen verteilt werden, jeweils nach den Mahlzeiten.

Schwangere und gebärfähige Frauen ohne sicheren Konzeptionsschutz dürfen Prostaglandinanaloge nicht erhalten.

Inwieweit durch die Entwicklung neuer Prostaglandinanaloga, wie dem *Nocloprost* u. a., eine höhere klinische Wirksamkeit bei einer geringeren Nebenwirkungsrate erzielt werden kann, bleibt abzuwarten.

4.2.9 Wismutsalze

Wie wirken Wismutpräparate (Wismutsubcitrat, Wismutsubsalicylat, Wismutnitrat, Wismutaluminat u. a.)?

Pharmakokinetik: Für die Therapie von gutartigen Magenerkrankungen werden zahlreiche organische und anorganische Wismutverbindungen angeboten, die

Tab. 7: Wismutpräparate (Auswahl): Einnahme 30 – 50 min vor dem Essen

Zusammensetzung (Handelsname)	Galenik	Dosierung
Wismutsubcitrat (Telen®)	Filmtabl. (120 mg Bio)	2 × 2
Wismutsubsalicylat (Jatrox®) (+ Ca CO_3)	Kautabl. (350 mg Bisalicylat)	3 × 2
Wismutgallat 50 mg (Bismofalk®) Wismutcitrat 100 mg	Tabl.	3 × 2
Wismutnitrat (350 mg) (Ulkowis®)	Tabl.	3 × 1 – 2
Wismutaluminat (200 mg) (Campylotec®)	Tabl.	3 × 1 – 2
Wismutnitrat 150 mg Bi-Wismut-tris-aluminat 50 mg (Angass®)	Tabl.	2 × 2

aufgrund der unterschiedlichen physikochemischen Eigenschaften auch ein unterschiedliches pharmakokinetisches Verhalten aufweisen (Tab. 7). So unterscheiden sich die therapeutisch wichtigen Wismutsalze *Wismutsubcitrat*, *-subsalicylat*, *subnitrat*, *subgallat* und *-aluminat* erheblich in ihrer Löslichkeit. Das international am häufigsten eingesetzte kolloidale *Wismutsubcitrat* (colloidal bismuth subcitrate, CBS) ist stark wasserlöslich, präzipitiert jedoch im sauren Magenmilieu, so daß die frei werdenden Wismutionen sich zu unlöslichem Wismutoxidchlorid (BiOCl), -karbonat und anderen, nicht löslichen Verbindungen ausbilden. Diese binden sich an Eiweiße mit hoher Affinität zu Sulfhydrylgruppen. *Wismutsalicylat* und *-nitrat* sind im Magensaft dagegen weniger gut löslich, verhalten sich aber sonst ähnlich wie *Wismutsubcitrat*, während sich z. B. *Wismutsubgallat* aufgrund seiner Lipidlöslichkeit wahrscheinlich direkt an Membranen anlegen kann. Die neu gebildeten sekundären Wismutverbindungen wie auch die verabreichten primären Wismutsalze werden nur zu einem sehr geringen Anteil bei der Magen-Darm-Passage aufgenommen. Im Dickdarm verbinden sie sich mit Schwefelwasserstoff zu unlöslichem Wismutsulfid (Bi_2S_3) wodurch die charakteristische *Schwarzfärbung* des Stuhls entsteht. Wesentlich seltener wird eine Schwarzfärbung der Zunge bei intensivem Lutschen und Kauen von Wismut-Tabletten beobachtet, die auf den gleichen Mechanismus einer Bi_2S_3-Bildung beruht.

Wismut wird in kleinen Mengen von weniger als 0,2% der verabreichten Dosis im Dünndarm absorbiert mit daraus resultierenden, leicht erhöhten Blutspiegeln, die für Wismutcitrat und -salicylat zwischen 10 µg/l bis gelegentlich ca. 50 µg/l betragen können unter einer Therapiedauer von 4–6 Wochen in üblicher Dosierung. Die hohen Schwankungen der in der Literatur mitgeteilten Wismutspiegel sind auf unterschiedliche Galenik und Abnahmezeitpunkte der Blutspiegelmessung zurückzuführen, da direkt nach der Tabletteneinnahme Spitzenblutspiegel bis zu 100 µg/l gemessen werden können, die nach wenigen Stunden fast in den Normbereich abfallen können.

Nach der Aufnahme kleiner Mengen von Wismut werden diese vorwiegend in nicht näher bekannten Gewebskompartimenten, wahrscheinlich besonders im Bindegewebe, gespeichert und nur zu einem sehr geringen Teil von weniger als 3% mit dem Urin ausgeschieden. Nach Absetzen der Wismuttherapie werden die Speicher nur sehr langsam über Monate mit dem Harn entleert.

Die ulkusheilende Wismutwirkung veranschaulicht Abb. 18. In erster Linie wirkt Wismut schon in niedriger Konzentration bakterizid gegen H. pylori, dem eine wichtige pathogenetische Vermittlerrolle bei der Entstehung des Ulkus duodeni, nicht jedoch beim Ulcus ventriculi, zugesprochen wird (s. Abschn. 1.5.3.2).

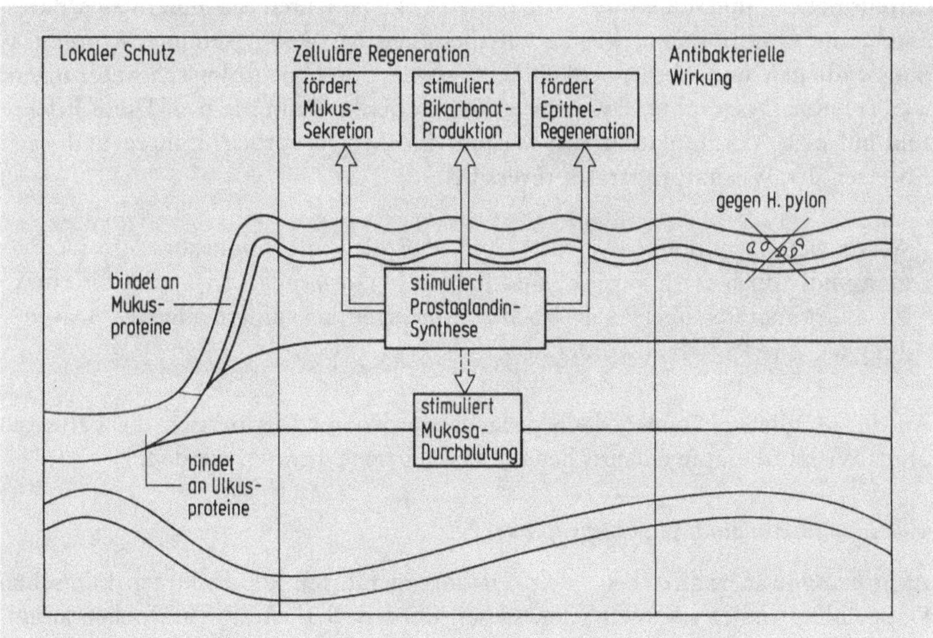

Abb. 18: Mögliche Wirkungsmechanismen von Wismut auf die Ulkusheilung: Bakterizidie, lokaler Schutz durch Filmbildung über dem Ulkusgrund sowie Verstärkung der „Zytoprotektion"

Da Wismutpräparate eine ähnlich heilende Wirkung beim Ulcus ventriculi wie beim Ulcus duodeni besitzen, ist es wahrscheinlich, daß die Heilungsbeschleunigung beim Ulkusschub allein oder zusätzlich auf andere Mechanismen zurückzuführen ist:

- Stimulation der Schleimsekretion, Komplexbildung mit Magenschleim mit Filmbildung und Schutzbarriere gegen Rückdiffusion von H^+-Ionen
- Reduktion der Pepsinbildung ohne Einfluß auf die Säuresekretion
- Stimulation von endogenen Prostaglandinen
- Stimulation der Bikarbonatsekretion des Oberflächenepithels
- Steigerung der Epithelproliferation in Ulkusnähe

- *Mit welchen Nebenwirkungen ist zu rechnen?*

Harmlose Nebenwirkungen sind *Schwarzfärbung des Stuhls* und bei Kautabletten auch der *Zunge* durch Ausbildung von Wismutsulfidverbindungen. Gelegentlich können uncharakteristische *Mißempfindungen*, wie Übelkeit, Brechreiz und eine leichte Diarrhoe auftreten. Besondere Beachtung verdienen potentielle *neurotoxische Effekte*, die bei Vervielfachung der Tagesdosis oder monatelanger Therapiedauer auftreten können. Auch werden Fälle von *Wismutenzephalopathien* nach extrem hoher Einmaldosis in suizidaler Absicht berichtet. Sie äußern sich durch psychische Abnormitäten, wie Verwirrtheit, geistige Verlangsamung, Konzentrationsstörungen und Vergeßlichkeit u. a. sowie durch neurologische Störungen, wie Tremor, Dysgraphie, Dysarthrie, myoklonische Krämpfe u. a. Diese Effekte sind auf eine Akkumulation von Wismut im Gehirn zurückzuführen und nach Absetzen des Wismutpräparates reversibel.

Wenngleich angenommen werden kann, daß die Absorptionsquote im Dünndarm individuell stark variiert, sind unter der Dosierung von 1 – 2 g/die eines Wismutpräparates über 4 – 8 Wochen Störungen bei millionenfacher Anwendung nicht beschrieben worden.

An die Möglichkeit muß jedoch gedacht werden, und es müssen die Patienten unter Wismuttherapie entsprechend überwacht und beraten werden.

- *Wie wirksam sind Wismutpräparate?*

Akuttherapie: In zahlreichen, weltweit durchgeführten kontrollierten klinischen Doppelblindstudien konnte nachgewiesen werden, daß eine 4 – 8 Wochen anhaltende Therapie mit *Wismutsubcitrat* die Ulkusheilung und den Schmerzrückgang signifikant beschleunigt gegenüber einer Placebotherapie und sich hierbei von der Wirkung von *Cimetidin* und *Ranitidin* nicht signifikant unterscheidet. Auffallenderweise waren die Behandlungserfolge beim Ulcus ventriculi ähnlich deutlich ausgeprägt wie beim Ulcus duodeni, obwohl beim Ulcus ventriculi nach heutigen Vorstellungen die H. pylori-Besiedlung keine oder nur eine untergeordnete pathogenetische Rolle spielt. In einer Metaanalyse von kumulierten Daten aus der Literatur schnitt das Wismutsubcitrat gegenüber den anderen Ulkustherapeutika *(H_2-Blocker, Sucralfat, Pirenzepin)* ähnlich gut ab sowohl in Bezug auf das Magen- als auch das Duodenalgeschwür.

Langzeittherapie: Die Dauereinnahme eines Wismutpräparates zur Rezidivverhütung wurde wegen der potentiellen neurotoxischen Nebenwirkungen kaum untersucht. Dagegen richtet sich die Aufmerksamkeit zunehmend auf die Beobachtung, daß nach Beendigung einer 4– bis 8wöchigen Therapie mit einem

Tab. 8: Studien zur Effektivität von Wismut bei der Langzeitprophylaxe des Ulcus duodeni allein oder in Kombination mit Antibiotika und im Vergleich zur Akuttherapie mit H_2-Blockern.
(Amox = Amoxypenicillin, CBS = kolloidales Wismutsubcitrat, CIM = Cimetidin, Metro = Metronidazol, RAN = Ranitidin, TIN = Tinidazol).
Näheres zu den Studien siehe Text

Autor	Gesamtzahl (n)	Behandlungsform	Nachbeobachtungszeitraum (Monate)	Rezidivrate (%)	Signifikanz (S)
Lee et al., 1985	120	RAN vs. CBS	12	89% 62%	S
Coghlan et al., 1987	66	CIM vs. CBS	12	79% 10%	S
Marshall et al., 1989	100	CIM/TIN CBS CBS/TIN	12	84% bei Hp-Persistenz 21% bei Hp-Eradikation	S
Smith et al., 1988	52	RAN CBS	18	78% 25% (alle Hp-positiv)	S
Rauws et al., 1990	38 (H_2-Blocker-Resistenz)	CBS CBS/Amox/Metro	12	9 Hp^+: 16/19 2 Hp^-: 0/2 2 Hp^+: 1/2 15 Hp^-: 0	S S

Wismutpräparat im darauffolgenden Jahr signifikant weniger Ulcus duodeni-Rezidive auftreten als nach Absetzen einer Akuttherapie mit H_2-Blockern oder auch im Vergleich zu einer Placebotherapie. Für das Ulcus ventriculi deuten allerdings bisher nur wenige Studien in eine ähnliche Richtung. Beim Ulcus duodeni ist hierbei eine enge Korrelation mit der Elimination (= Unterdrückung der H. pylori-Besiedlung) bzw. seiner Eradikation (= vollständige Beseitigung) erkennbar. Ein Rezidiv tritt erst dann auf, wenn die Magenschleimhaut wieder in ausreichender Dichte mit H. pylori besiedelt ist (= Rekrudeszenz der Reinfektion). Da durch die Monotherapie mit einem Wismutpräparat eine anhaltende Keimbefreiung nur zu 10 – 20% gelingt, werden Kombinationsbehandlungen von Wismutpräparaten mit einem oder zwei Antibiotika durchgeführt, wodurch die Jahresrezidivrate hoch signifikant von ca. 70 – 80% unter Placebo oder nach H_2-Blocker-Akuttherapie unter 20% gesenkt werden kann, eine Rate, wie sie unter

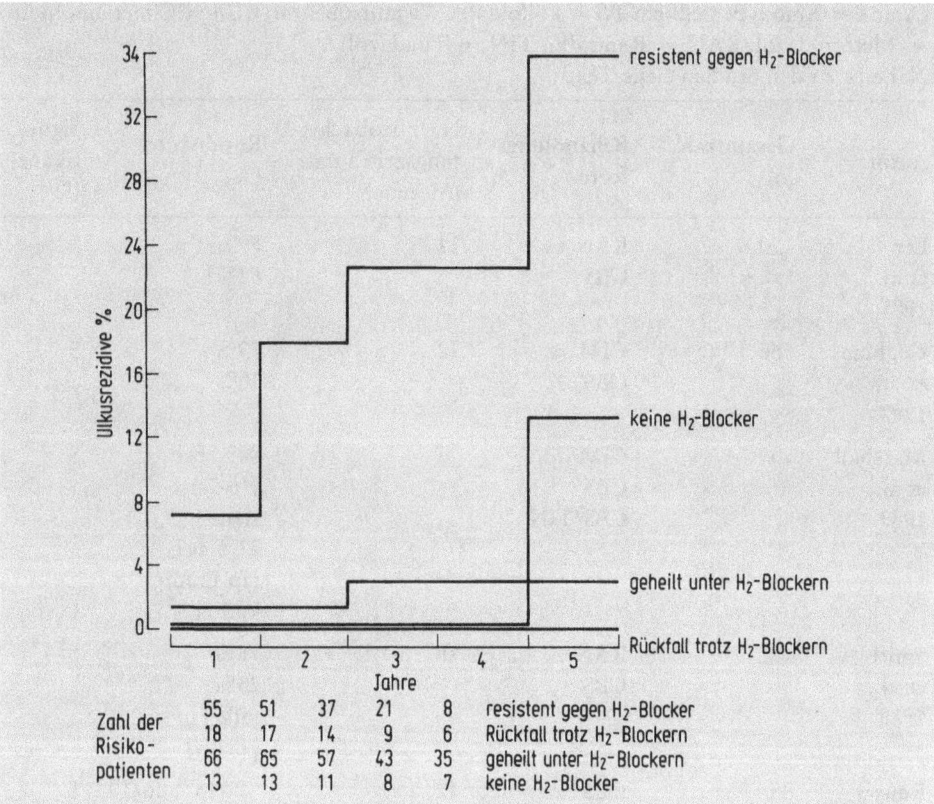

Abb. 19: Kumulative Häufigkeit von Ulkusrezidiven nach hochselektiver Vagotomie in den vier Untergruppen von Patienten (Primose et al., Brit. med. J. *296* (1988) 1031)

jahrelanger Dauereinnahme mit H_2-Blockern beobachtet wird (Tab. 8, Abb. 19). Gebräuchliche Kombinationen sind hierbei ein Wismutpräparat plus *Nitrofurantoin* oder *Furazolidin* oder *Tinidazol* oder *Amoxycillin* oder die Kombination aus *Amoxycillin* und *Metronidazol* über 2 – 4 Wochen. Eine Monotherapie allein mit einem Antibiotikum wird wegen möglicher Resistenzentwicklung nicht empfohlen.

- *Wann sind Wismutsalze indiziert, und wie werden sie dosiert?*

Wismutpräparate sind besonders beim rezidivierenden Ulcus duodeni indiziert, wobei nachgewiesenerweise die Rezidivrate durch zumindestens vorübergehende Elimination von H. pylori vermindert werden kann (Abb. 20). Bei schmerzreichen Initialphasen ist jedoch der Zusatz eines H_2-Blockers oder von Omeprazol über wenige Tage zu empfehlen, insbesondere, wenn begleitende Refluxsymptome mit Sodbrennen auftreten. Hierbei sind die günstigeren Tagestherapiekosten gegenüber den H_2-Blockern bzw. den ATPase-Hemmern beim einfachen, wenig symptomatischen Ulcus duodeni von Vorteil. Treten auch nach Wismuttherapie durch schnelle Rückbesiedlung der Magenschleimhaut mit H. pylori Frührezidive auf, so kann eine Kombinationsbehandlung mit einem oder noch besser mit zwei Antibiotika versucht werden, wenngleich diese neue Therapieform zur Rezidivprophylaxe beim Ulcus duodeni noch in der breiten Anwendung bestätigt werden muß.

Die Dosierungsrichtlinien für verschiedene handelsübliche Wismutpräparate sind in Tab. 7 zusammengefaßt. Die Medikamente müssen hierbei eine halbe Stunde vor dem Essen eingenommen werden, um eine ausreichende Benetzung des Wismutsalzes mit der Magenschleimhaut zu erreichen.

Behandlungsempfehlungen:

- *Trippel-Therapie:*
- kolloidales Wismutsubsalicylat, 3 × 700 mg täglich
- Amoxypenicillin, 3 × 500 mg täglich
- Metronidazol, 2 × 500 mg täglich über 1 – 2 Wochen

Die kurmäßige Anwendung von Wismutsalzen sollte nicht länger als 4 – 8 Wochen erfolgen mit einem anschließenden wismutfreien Intervall von mindestens 12 Wochen.

- *Kombinationsbehandlung* (besonders erfolgreich in der Literatur empfohlen):

- Wismutsubcitrat, 4 × 150 mg (entsprechend Telen[R], 2 × 2 Tabl. täglich) (Tag 1 – Tag 18)
- Amoxypenicillin, 3 × 375 mg (Tag 1 – Tag 28)
- Metronidazol 3 × 500 mg (Tag 18 – Tag 28)

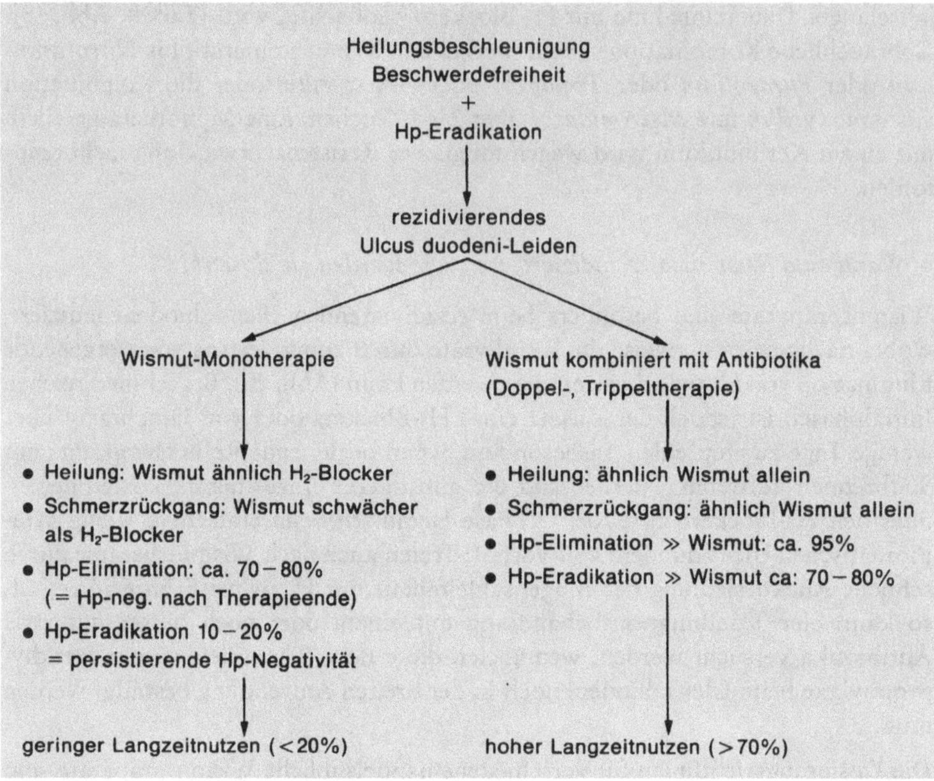

Abb. 20: Ziele der Wismuttherapie und ihrer Kombination mit Antibiotika (Hp = Helicobacter pylori)

• *Kombination von Wismutpräparaten mit H_2-Blockern?*

Wegen des offensichtlich schwächeren Effektes von Wismutpräparaten auf die Schmerzentwicklung, besonders beim Ulcus duodeni, wird eine Kombination von Wismutpräpraten mit H_2-Blockern empfohlen, d. h. Beginn der Ulkusbehandlung über 12 – 14 Tage mit einem H_2-Blocker, gefolgt von einer Wismuttherapie über 2 – 3 Wochen.

Die gleichzeitige Verabreichung beider Substanzen ist wenig sinnvoll, da die Wismutwirkung an ein saures Magenmilieu gebunden ist. Zur Zweckmäßigkeit und Effektivität dieser Kombinationsbehandlung fehlen bisher Belege in der Literatur.

5 Operative Ulkustherapie

• *Wann sollte, wann muß operiert werden?*

Seit Einführung von hochwirksamen Ulkusmedikamenten, insbesondere den *H_2-Blockern* und den *ATPase-Hemmern*, haben die elektiven Operationen wegen eines Gastroduodenalulkus im Vergleich zu der Situation vor ca. 15 Jahren um mehr als 90% abgenommen. Andererseits ist die Häufigkeit von Notfalloperationen wegen akuter Ulkuskomplikationen, wie Blutung oder Perforation, gleich geblieben.

Dies ist in erster Linie dadurch begründet, daß zumindestens in Deutschland die Langzeitprophylaxe beim chronisch-rezidivierenden Ulkusleiden nicht ausreichend genutzt wird. Da die Ulkuskomplikation in der Regel am Beginn der Diagnosestellung steht, ist ihr Rückgang und damit die verminderte Letalität nur zu erwarten, wenn auch die Rezidive verhindert werden. Dieses ist für die Zukunft ein vornehmliches Ziel und eine Herausforderung für die konservative Ulkusbehandlung.

• *Wie wird die akute Ulkusblutung behandelt?*

Für die lokalen endoskopischen Blutstillungen wurden in letzter Zeit zahlreiche Verfahren entwickelt, wie die Elektro- oder Laser-Koagulation, die kombinierte Unterspritzung mit Adrenalin und Polidocanol (Aethoxysklerol[R]) oder mit schnell härtenden Fibrinklebern, unterstützt mit anhaltender starker Unterdrückung der Säuresekretion durch hoch dosierte i. v.-Gabe von ATPase-Hemmern. Diese Verfahren haben sich in kontrollierten Studien zumeist als wirksam erwiesen. Sie dürfen jedoch nicht alternativ, sondern nur ergänzend zu den Operationsverfahren eingesetzt werden: Die Operation ist nicht erst dann indiziert, wenn die endoskopischen Blutstillungsversuche völlig ausgeschöpft sind und versagt haben. Nach wie vor gelten folgende Richtlinien für die Operationsindikation:

- Schockindex unter 1
- mehr als 5 Erykonzentrate, um den Hb-Wert innerhalb von 24 bis 48 Stunden zu halten
- Forrest-Ia-Blutung (besonders beim Ulkus an der Bulbushinterwand)
- alte und Risikopatienten mit Mehrfacherkrankungen sollten eher früher operiert werden

Als Verfahren der Wahl gelten allgemein die *Umstechung* des Ulkus und die gleichzeitige *Vagotomie* angesichts einer relativ hohen Operationsletalität der resezierenden Verfahren.

- *Wie wird die Ulkusperforation behandelt?*

In der Regel muß die freie Perforation eines Ulcus duodeni et ventriculi, die mit einem akuten Abdomen einhergeht, unverzüglich operativ behandelt werden. Bei leichtem Krankheitsbild und relativer Kontraindikation wegen schwerer allgemeiner Grundkrankheiten kann im Einzelfall zunächst konservativ behandelt werden mit einer Magenverweilsonde und Infusionen unter Antibiotikaschutz, z. B. Kombination aus *Gentamycin*, *Mezlocillin* und *Metronidazol*. Zusätzlich sollte ein ATPase-Hemmer i. v., z. B. *Omeprazol* (80 – 120 mg), verabreicht werden. In der Regel wählt der Chirurg ein schonendes Verfahren mit Übernähung der Perforation und anschließender intensivierter Ulkustherapie, z. B. mit einem hoch dosierten *ATPase-Hemmer*.

- *Wie wird die narbige Bulbusstenose behandelt?*

Im Endstadium eines Ulcus duodeni-Leidens kann eine narbige Bulbuseinengung zur klinisch bedeutsamen mechanischen Magenentleerungsstörung führen. Gelegentlich entwickelt sich die Bulbusstenose ohne klinisch nachweisbare und anamnestisch bekannte vorausgehende Ulkusschübe. Bei leichteren Fällen kann zunächst eine endoskopische Bougierung mit anschließender intensivierter Ulkustherapie mit einem ATPase-Hemmer, besonders bei älteren Patienten mit erhöhtem Operationsrisiko, versucht werden. Im Falle der Operationspflicht ist das Verfahren der Wahl die *Pyloroplastik*, kombiniert mit selektiver proximaler Vagotomie (SPV). Kommt es postoperativ zu Ulkusrezidiven im operierten Bulbusbereich, so ist auch hier eine intensivierte medikamentöse Behandlung – am besten mit einem ATPase-Hemmer – notwendig.

- *Wann besteht eine relative Indikation zur elektiven Operation und welches Verfahren sollte angewandt werden?*

Seitdem wirksame Ulkuspräparate auch für die Langzeitprophylaxe zur Verfügung stehen, stellt sich die Indikation zur elektiven Operation erst, wenn die konservativen Möglichkeiten versagt haben.

Ähnlich wie bei der absoluten Operationsindikation gilt auch hier der Leitsatz, daß die medikamentösen Behandlungsverfahren nicht überstrapaziert und alternativ, sondern immer komplementär zu einem möglichen elektiven chirurgischen Eingriff angewandt werden sollen.

Folgende Indikationen zur elektiven Operation gelten:

- rezidivierende Ulzera trotz medikamentöser Langzeittherapie (sog. Durchbruch-Ulzera)
- wiederholte Ulkusblutung in der Anamnese
- hoher Leidensdruck
- Non-Compliance (Unwillen, weiter Tabletten zu schlucken)
- Wunsch des Patienten
- persistierendes Magenulkus nach intensivierter medikamentöser Therapie über 3 Monate (Malignom?)

Verfahren der Wahl sind die *resezierenden Operationen nach Billroth I und II* ggf. mit einem Roux-Schlingen-Interponat bei:

- Ulcus ventriculi
- prä- und intrapylorischem Ulkus
- Ulcus duodeni (bei therapieresistenten Ulzera beträgt die Rezidivquote bis zu 34% innerhalb von 5 Jahren nach SPV).

6 Praktische Differentialtherapie der Ulkuskrankheit

- *Wie behandelt man den Ulkusschub?*

Die Vielfalt der medikamentösen Therapieprinzipien erschwert die Auswahl und das Vorgehen bei peptischen Ulzera im Magen und Duodenum. Es sollen hier Orientierungshilfen und Richtlinien aufgezeigt werden, die zwar die subjektive Meinung und Erfahrung des Autors wiederspiegeln, sich in den Grundzügen aber an den allgemein akzeptierten und praktizierten Empfehlungen der Literatur orientieren. Besonders der niedergelassene Arzt muß sich neben der zu erwartenden Wirksamkeit und dem Behandlungserfolg auch von den Therapiekosten leiten lassen, wobei das Medikament mit dem niedrigen Preis in vielen Fällen nicht immer das kostengünstigere Präparat ist, wenn es z. B. wegen geringerer Wirksamkeit länger verabreicht, im Laufe der Behandlung umgesetzt, oder mit anderen Therapeutika kombiniert werden muß.

Ziele der medikamentösen Ulkustherapie sind:
- Schmerzbefreiung
- Heilungsbeschleunigung
- Verhütung vom Komplikationen während des Ulkusschubes
- Verhütungen von Rezidiven
- Wiederherstellung und Erhaltung der Arbeitsfähigkeit.

Die Heilungsbeschleunigung ist hierbei für den Patienten zweitranging, da auch unter Placebogabe mit einer spontanen 4-Wochen-Heilungsrate beim Ulcus duodeni von ca. 40–50% und beim Ulcus ventriculi von ca. 25–40% Komplikationen nicht häufiger auftreten als unter aktiver Ulkustherapie. Weit wichtiger sind die Schmerzbefreiung und Beseitigung der dyspeptischen Begleitsymptome einschließlich von Refluxbeschwerden wie auch die Verhütung von Rezidiven, die im wesentlichen den Leidensdruck der Ulkuskrankheit bestimmen.

Rezidive sind bei 10–20% (Ulcus ventriculi) bzw. $< 50\%$ (Ulcus duodeni) zu erwarten (Abb. 21).

Die in der Literatur angegebenen höheren Jahresrezidivraten bis zu 90% beim Ulcus duodeni sind auf eine hohe Selektion spezieller Ulkuszentren zurückzuführen.

Therapeutika	aggressive Faktoren			protektive Faktoren		H. pylori
	Säure	Pepsin	zytotoxische Noxen	PG-Synthese	HCO_3^--Sekretion	
Antazida $Al(OH)_3$, $Mg(OH)_2$	↓	↓	(↓) $[Al(OH)_3]$	↑ $[Al(OH)_3]$	(↑)	→
Muskarin-Rezeptoren-Antagonist	↓	↓	→	→	→	→
H_2-Rezeptoren-Antagonisten	↓↓	→	→	→	→	→
Protonenpumpenhemmer	↓↓↓	→	→	→	→	↓
synthetische Prostaglandine	↓ Dosierung!	→	→	PG-exogene Substitution	↑	→
Sucralfat	→	↓	↓	↑	↑	→
Wismut	→	↓	→	↑	↑	↓

↓↓↓ = sehr stark vermindert ↓↓ = stark vermindert ↓ = vermindert → = unbeeinflußt ↑ = erhöht

Abb. 21: Differentialtherapie beim peptischen Gastroduodenalulkus, angepaßt an die Schwere und Penetranz des Ulkusleidens

Nachfolgende Grundsätze gelten bei der Präparateauswahl (Abb. 22):

- *Behandlung eines akuten Ulkusschubes*

(1) *Antazida und Pirenzepin* sind zwar kostengünstiger, wirken aber schwächer bei schmerzreichen Ulkusschüben, besonders bei begleitenden Refluxsymptomen. Auch für die Abheilung großer tiefer Ulzera sind diese Präparate weniger geeignet.

(2) *Sucralfat* wirkt weniger schmerzstillend als die stark säurehemmenden Präparate (H_2-Blocker, ATPase-Hemmer). Präpylorische Ulzera sprechen wahrscheinlich vergleichsweise günstig auf dieses Präparat an.

(3) *Wismutpräparate* wirken deutlich weniger schmerzstillend. Große Ulzera im Duodenum heilen langsamer ab.

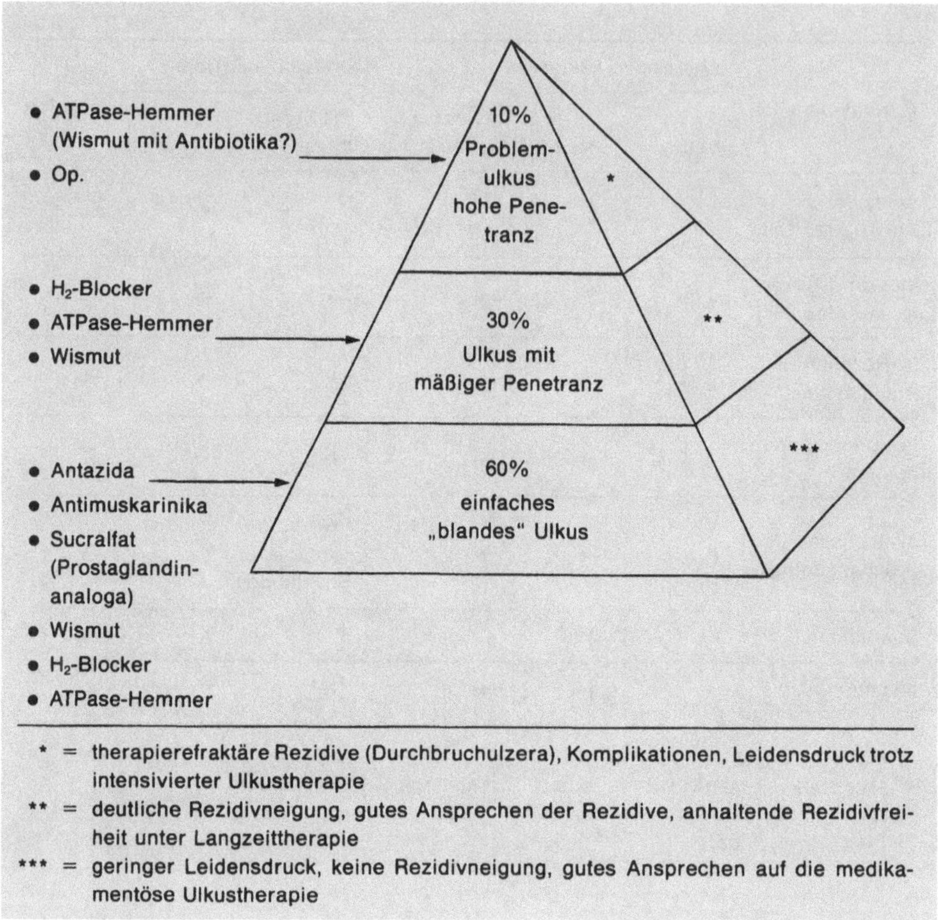

Abb. 22: Wirkungen der verschiedenen Therapeutika auf die Faktoren der Ulkusgenese (PG = Prostaglandin)

(4) *Prostaglandinanaloga* wirken weniger schmerzbefreiend und sind wegen der diarrhogenen Nebenwirkungen oft problematisch. Eine Indikation besteht bei den Antirheumatika-Ulzera (s. Abschn. 7).

(5) *H_2-Blocker* erweisen sich besonders bei schmerzreichen und größeren Ulzera im Duodenum als besonders gut wirksam und den Präparaten 1–4 als überlegen. Beim Ulcus ventriculi ist die Wirkung im Vergleich zum Ulcus duodeni schwächer ausgeprägt.

(6) *ATPase-Hemmer* sind zur Zeit die wirksamsten Ulkuspräparate und besonders den anderen Substanzen einschließlich der H_2-Blocker überlegen. (Tab. 9).

Tab. 9: Ulkustherapeutika und ihre nachgewiesenen klinischen Wirkungen als Entscheidungshilfe für die Differentialtherapie des gastroduodenalen Ulkus

Substanz	Wirksamkeit					
	Schmerz	begleitende Refluxsymptome	Heilung	Rezidivprophylaxe	Nebenwirkungen	Preis
Antazida	+	(+)	+	–	(+)	(++) bei hoher Dosierung
Muskarin-Rezeptoren-Antagonist (Pirenzepin)	(+)	–	+	–	+	+
Sucralfat	+	(+)	+ (präpyl. Ulzera)	(+)	–	++
Wismut	+	–	+	+ (Monotherapie) ++ (Komb. mit Antibiotika)	(+)	++
Prostaglandinanaloga (Misoprostol)	(+)	–	+ (bes. NSAR-Ulkus)	+ (NSAR-Ulkus)	++	++
H_2-Blocker	++	+	++	++	–	+++
ATPase-Hemmer (Omeprazol)	+++	++	+++	+++	–	+++

Primär werden *H_2-Blocker* oder *ATPase-Hemmer* appliziert bei

- starken Ulkusschmerzen
- großen und tiefen Ulcera duodeni
- Rezidivulzera

ATPase-Hemmer bevorzugt man bei Hinweisen auf Komplikationen:

- Blutungen
- beginnende Penetration (große tiefe Ulcera ventriculi)
- große Ulcera ventriculi et duodeni bei NSAR-Therapie.

Die Wirksamkeit von Kombinationen von Ulkuspräparaten wurde nur sporadisch untersucht, und sie kann deshalb generell nicht empfohlen werden. In therapierefraktären Fällen sollte deshalb eher auf die H_2-Blocker bzw. ATPase-Hemmer umgestellt werden, anstatt diese zusätzlich zu verabreichen.

- *Bei welchen Patienten und mit welchen Medikamenten wird die Langzeittherapie angewandt?*

Für die medikamentöse Langzeitprophylaxe, besonders beim Ulcus duodeni, eignen sich die herkömmlichen Medikamente, *Antazida*, *Pirenzepin*, *Sucralfat* oder *Prostaglandinanaloga* nicht, da sie eine zu geringe Wirkung auf die Rezidivhäufigkeit zeigen. Die *H_2-Blocker* sind deutlich überlegen. In zahlreichen Studien wird nachgewiesen, daß durch die Langzeitverabreichung eines H_2-Blokkers in halber Dosierung im Vergleich zur Akuttherapie bei Patienten mit manifestem, chronisch-rezidivierenden Ulkusleiden die mittlere Rezidivrate (durchschnittlich 80%) in der Placebogruppe auf 15–25% gesenkt werden kann. Der Stellenwert der *ATPase-Hemmer* für die Langzeittherapie wird zur Zeit in Studien untersucht. Erste Ergebnisse weisen darauf hin, daß diese Substanzklasse mindestens so effektiv in der Langzeitprophylaxe des Ulcus duodeni und besonders auch des Ulcus ventriculi ist wie die H_2-Blocker, wenn nicht sogar überlegen. *Omeprazol* wird zur Zeit (1991/92) in Deutschland für diese Indikation zugelassen, da die bisherigen Daten keine Bedenken gegen die Langzeiteinnahme dieses Medikamentes erkennen lassen. Bei H_2-Blocker-refraktären Ulkusrezidiven (Durchbruchulzera) ist für Risikopatienten die Dauereinnahme von *Omeprazol* angezeigt. *Wismutpräparate* bewirken auch nach Absetzen einer 4wöchigen Therapie beim Ulcus duodeni einen Schutz vor Rezidiven, solange die Elimination des H. pylori anhält. Dies ist jedoch nur in 10 bis maximal 20% der Fälle zu erwarten. Dagegen kann die anhaltende Elimination (= Eradikation) durch eine Kombination des Wismutpräparates mit einem oder zwei Antibiotika die Rezidivrate in bis zu 85% der Fälle über 2 Jahre deutlich senken (s. Abschn. 4.2.9). Noch wirksamer ist nach neueren Studien für diese Indikation die Kombination von Omeprazol und Amoxypenicillin.

- *Pro und Contra zur medikamentösen Langzeittherapie*

Für die Langzeittherapie sprechen:

- signifikante Reduktion von Ulkusschüben durch konsequente Einnahme
- weniger Komplikationen bei chronischem Ulkusleiden
- geringeres Risiko, keine ernsten Nebenwirkungen
- jeder Ulkusschub verursacht direkte (Diagnostik, intensivierte Akuttherapie) und indirekte Kosten (Arbeitsausfall etc.)
- Verminderung der Operationshäufigkeit

- Vermeidung des Operationsrisikos, frühpostoperative Morbidität und Letalität, spätpostoperative Morbidität.

Gegen die Langzeittherapie sprechen:

- Übertherapie bei Patienten mit relativ geringer Rezidivhäufigkeit
- der natürliche Verlauf des Ulkusleidens wird nicht verändert, d.h. ähnliche Rezidivraten nach Absetzen der Therapie
- ein Teil der Patienten erleidet trotz der Langzeittherapie Rezidive (Non-Responder)
- symptomenlose Rezidive unter der Langzeittherapie werden evtl. nicht erkannt
- Non-Compliance (beim nicht-kooperativen Patienten)
- Non-Responder müssen später doch operiert werden
- Kosten: Sie betragen bei konsequenter Langzeittherapie mit H_2-Blockern oder Omeprazol derzeit ca. 1200 DM pro Jahr

- *Welchen Zeitraum umfaßt die Langzeitbehandlung?*

Die Langzeitbehandlung sollte über ca. 2–3 Jahre durchgeführt und dann versuchsweise abgesetzt werden. Kommt es danach zum Rezidiv, wird man je nach Anamnesedauer, Leidensdruck bzw. Ansprechen während der Langzeittherapie entscheiden müssen zwischen Wiederaufnahme der Langzeittherapie oder der Operation.

- *Wann muß während der konservativen Langzeitbehandlung operiert werden?*

Unter der Langzeittherapie ergeben sich folgende Indikationen zur Operation:

(1) Komplikationen (Blutung, Perforation, Bulbusstenose)
(2) häufige symptomatische Rezidive unter der Therapie; bei seltenen Rezidiven und geringen Symptomen kann die Dosis erhöht oder ein anderer H_2-Blocker oder ein ATPase-Hemmer versucht werden.
(3) Rezidive nach Absetzen der Langzeittherapie, wenn eine erneute Langzeittherapie nicht wieder aufgenommen werden soll.

- *Welche endoskopischen Kontrollen sind während der Langzeitbehandlung notwendig?*

Grundsätzlich sind während der Langzeittherapie Kontrollen nur bei Beschwerden notwendig. Die Forderung, daß auch bei Beschwerdefreiheit, besonders beim Ulcus ventriculi, endoskopische Untersuchungen des oberen Gastrointestinaltraktes nötig sind, z.B. zum Ausschluß karzinomatöser Entwicklungen, hat keine rationale Grundlage, da bisher trotz sorgfältiger Überwachung ein erhöhtes Karzinomrisiko unter Langzeittherapie nicht beobachtet wurde.

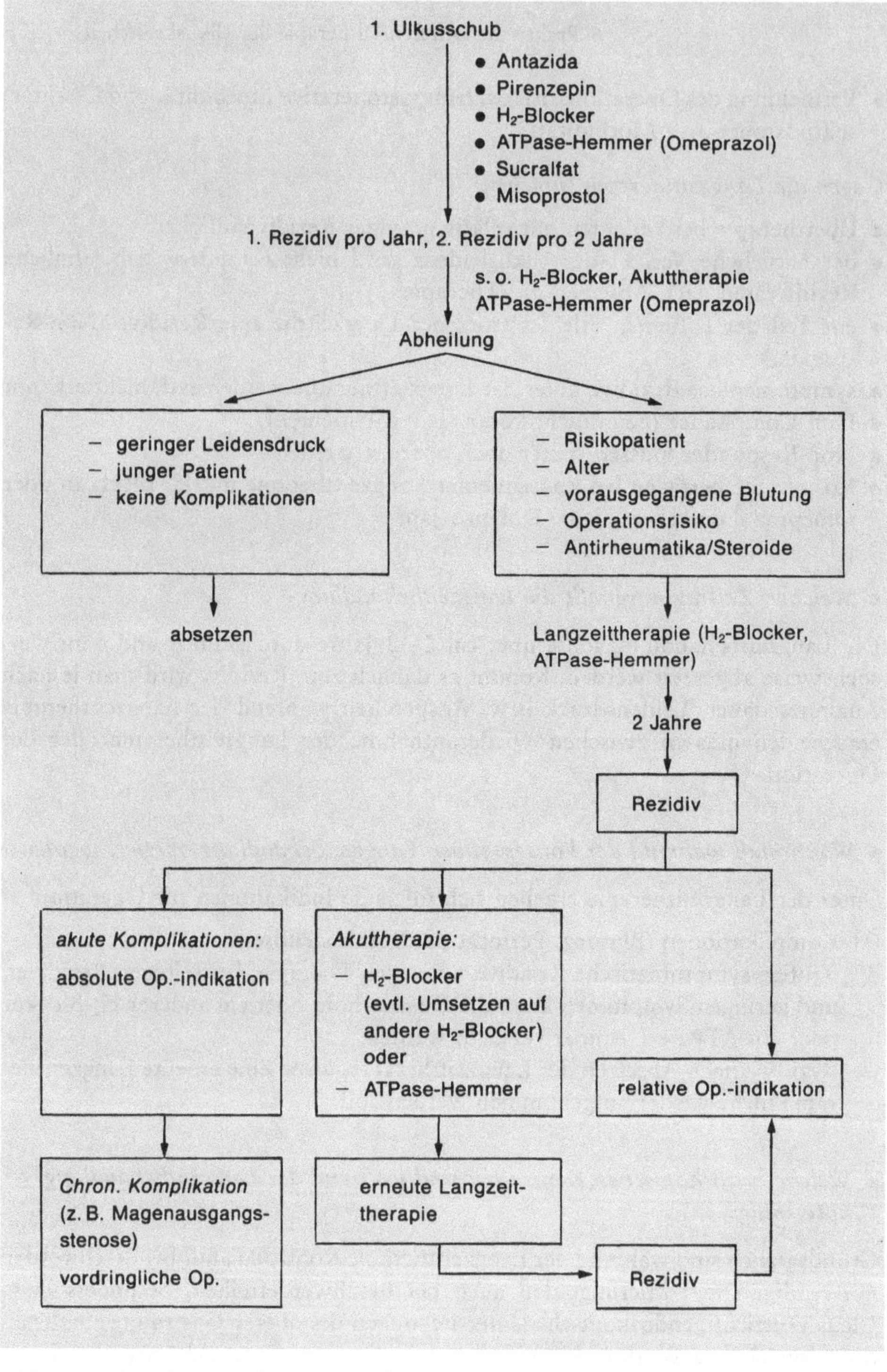

Abb. 23: Praktisches Vorgehen bei der Therapie des chronisch-rezidivierenden Ulkusleidens (Ulcus duodeni et ventriculi)

- *Kriterien für die Langzeittherapie mit H_2-Blockern (oder ATPase-Hemmern) sind:*

- chronisch-rezidivierende Ulkusleiden (= 2–3 endoskopisch nachgewiesene Ulzera im Magen oder Duodenum innerhalb von 1–2 Jahren)
- Leidensdruck, starke Beschwerden während des Ulkusschubes
- häufige Rezidive
- blutende Ulkusrezidive, die nicht zur Operation führen
- erhöhtes Operationsrisiko durch extragastrale Erkrankungen
- Risikopatienten: Alter über 60 Jahre, schwere Grundkrankheit in einem anderen Organsystem, Indikationen für NSAR, Steroide, Patient unter Antikoagulantien (Marcumar[R]) oder Thrombozytenaggregationshemmer (Azetylsalizylsäure).

- *Wie wird die Langzeittherapie gehandhabt?*

Nach Beschwerdefreiheit und Abheilung des akuten Ulkus wird nach den genannten Kriterien abgewogen, ob eine Langzeittherapie begonnen wird.

Die Behandlung wird mit den H_2-Blockern in halber Dosierung über mindestens 2 Jahre vorgenommen. Bei Beschwerden wird endoskopiert, und bei Nachweis eines Ulkus im Magen oder Bulbus duodeni wird die Dosis verdoppelt oder auf eine andere Substanzklasse gewechselt (z. B. ATPase-Hemmer) oder operiert. Die Therapie kann mit dem gleichen oder einem anderen H_2-Blocker oder mit einem ATPase-Hemmer fortgesetzt werden. Bei Risikopatienten und Patienten nach Ulkusblutung, die unter NSAR-Dauertherapie stehen, sollte in jedem Fall mit einem ATPase-Hemmer (*Omeprazol* u. a.) behandelt werden. Bei einem erneuten Rezidiv besteht relative Operationsindikation (Abb. 23).

7 Behandlung von Antirheumatika-Ulzera

- *Wie ist das Antirheumatika-Ulkus definiert?*

Treten bei Patienten mit sonst leerer Anamnese unter Einnahme von nichtsteroidalen Antirheumatika (NSAR) einschließlich der Azetylsalizylsäure (ASS) Geschwüre im Magen oder Zwölffingerdarm auf, wo werden diese als NSAR-Ulzera klassifiziert. Dagegen gehört die Auslösung eines Ulkusrezidivs durch NSAR-Einnahme bei einem Patienten mit bekanntem chronisch-rezidivierenden Ulkusleiden im engeren Sinne nicht in diese Kategorie. Für diese Unterscheidung spricht auch die Tatsache, daß in einer groß angelegten Studie zur Rezidivprophylaxe (Ruder-Studie) sich die NSAR-Einnahme nicht als Risikofaktor für eine Rezidiventwicklung bei Patienten mit rezidivierendem peptischen Ulkusleiden erweist. Weitere Kriterien, die für eine unterschiedliche Genese der Antirheumatika-Ulzera sprechen, sind die

- oft atypische Lokalisation im Bereich der großen Kurvatur und
- das gleichzeitige Auftreten vieler Geschwüre unterschiedlicher Größe.

Ulzera und Erosionen infolge von ASS-Einnahme heilen oft relativ schnell ab bei praktisch fehlender bindegewebiger Reaktion der Umgebung und des Ulkusgrundes, ähnlich wie dies für das Streßulkus typisch ist. Eine Assoziation des NSAR-Ulkus zum H. pylori-Befall der Magenschleimhaut mit chronischer Typ B-Gastritis besteht im Gegensatz zu den peptischen Zwölffingerdarmgeschwüren nicht (Tab. 10).

Tab. 10: Unterschiedliche Charakteristika beim NSAR-Ulkus versus peptisches Ulkus

Charakteristikum	NSAR	Peptisches Ulkus
Ulkusanamnese	meist leer	häufig
bevorzugtes Auftreten im Alter	ja	nein
„atypische" Lokalisation	ja	nein
Schmerzen	selten	häufig
Blutungsneigung	groß	gering
Perforationsgefahr	groß	klein
Pathogenese:		
Prostaglandin-E-Synthesestörung	dominanter Faktor	untergeordnete Rolle
Assoziation zu H. pylori	nein	ja (Ulcus duodeni!)

- *Wie häufig sind NSAR-Ulzera?*

In endoskopisch kontrollierten Studien finden sich unter Einnahme von 250 mg Azetylsalizylsäure (ASS) zu ca. 50% erosive und ulzerative Läsionen, unter Einnahme der übrigen NSAR liegen die Raten deutlich niedriger. Die Frage, ob die NSAR unterschiedlich ulzerogen sind, wird kontrovers beurteilt mit einem Trend zugunsten von *Ibuprofen*, *Diclofenac* und *Prioxicam* mit einem relativ niedrigen und zu ungunsten von *Ketoprofen*, *Indomethacin* und *Naproxen* mit einem relativ hohen Ulkusrisiko (1, 2). Besonders häufig sind ältere Patienten über 65 Jahre betroffen. Hierbei ist nicht geklärt, ob dieser Altersgipfel durch die höhere Einnahmefrequenz von NSAR aufgrund der häufigen degenerativen und rheumatischen Gelenkerkrankungen, durch eine höhere Bereitschaft des älteren Menschen zur Ulkusentstehung (z. B. durch herabgesetzte Schutzinfektion der Magenschleimhaut) oder durch beides bedingt ist.

- *Welche klinischen Besonderheiten gibt es?*

Das Auftreten von NSAR-Ulzera und Erosionen ist relativ wenig korreliert mit Schmerzen. In vielen Fällen liegt nur ein dyspeptisches Syndrom vor, welches auch ohne entsprechende, endoskopisch nachweisbare Läsionen beobachtet wird (sog. NSAR-Dyspepsie). In ca. 50% der Fälle ist die Blutung das Leitsymptom, die in 5 – 10% besonders bei älteren Patienten lebensbedrohliche Ausmaße annehmen kann. Eine weitere, im Vergleich zu peptischen Ulzera größere Gefahr droht von einer möglichen tiefen Penetration und freien Perforation mit einem relativ hohen Operationsrisiko bei den zumeist älteren Patienten.

- *Was weiß man über die Pathogenese?*

Bei dem NSAR-Ulkus besteht der entscheidende pathogenetische Mechanismus in einer Synthesehemmung der endogenen Prostaglandine E_2 durch die NSAR. Dem PGE_2 kommt eine zentrale Steuerrolle der zytoprotektiven Prozesse in der Magen- und Duodenalschleimhaut zu. So wird unter Verabreichung von NSAR, besonders von ASS, neben der Abnahme der PGE_2-Gewebespiegel in der gastroduodenalen Schleimhaut auch eine Reduktion der Schleim- und Bikarbonatsekretion und Störungen in der Mikrozirkulation experimentell nachgewiesen. Zusätzlich scheint der Nikotinabusus die Entwicklung von NSAR-Ulzera zu begünstigen. Einflüsse der NSAR auf die Säurebildung, das Serumgastrin und andere ulzerogene Faktoren, wie z. B. eine Assoziation zur H. pylori-Besiedlung der gastroduodenalen Schleimhaut, werden nicht gefunden. Nur die *ASS* und in geringerem Maße das *Indomethacin* als Tabletten wirken zusätzlich topisch auf die Magenschleimhaut. Die übrigen NSAR entfalten ihre pathogenetischen Effekte am Magen im wesentlichen über den systematischen Weg nach Absorption des Medikamentes im oberen Dünndarm oder der Suppositorien im Rektum. NSAR-

Suppositorien haben deshalb ein ähnlich hohes ulzerogenes Potential wie oral zugeführte Tabletten oder Kapseln.

- *Wie behandelt man das NSAR-Ulkus?*

Da akute Ulkusschübe im Rahmen einer NSAR-Behandlung häufig bei älteren Menschen mit erhöhtem Risiko für Komplikationen auftreten, ist eine intensivierte Behandlung mit den hochwirksamen H_2-Blockern und ATPase-Hemmern angezeigt. Wegen der fehlenden pathogenetischen Bedeutung des H. pylori bei diesem Ulkustyp sind Wismutpräparate nicht angezeigt. Dagegen ergibt sich eine besondere Indikation für die Prostaglandinanaloga.

- *Welche Allgemeinmaßnahmen sollte man beachten?*

Kann bei Nachweis eines NSAR-Ulkus die antirheumatische Therapie abgesetzt werden, so sind die allgemeinen Therapieformen wie für jedes peptische Ulkus gültig, wie z. B. H_2-Blocker, ATPase-Hemmer, Sucralfat u. a. In den meisten Fällen besteht jedoch wegen der Schwere der degenerativen und rheumatischen Gelenkerkrankung weiterhin NSAR-Pflicht, so daß medikamentöse Therapieformen angezeigt sind, die die Besonderheit der NSAR-Ulzera berücksichtigen bzw. sich in spezifischen klinischen Studien als wirksam erwiesen haben. Im Gegensatz zu den degenerativen Gelenkerkrankungen besteht bei rheumatischen Grunderkrankungen die Möglichkeit, auf Steroide umzusetzen, da diese in den meist ausreichenden niedrigeren Äquivalenzdosen von 20–30 mg Prednisolon keine signifikante ulzerogene Wirkung besitzen.

- *Welche Medikamente sind besonders wirksam?*

Bei weiter bestehender NSAR-Pflicht wird sowohl für H_2-Blocker wie für das bei dieser Indikation gut wirksame Prostaglandin-E_1-Analogon *Misoprostol* in kontrollierten Dopelblindstudien günstige Effekte auf die Heilungsbeschleunigung und die Abnahme von gastrointestinalen Schmerzen und Beschwerden gezeigt. Nur in sehr vereinzelten „anekdotischen" Fällen sind unter dieser Therapieform Komplikationen, wie massive Blutung oder Perforation, mitgeteilt worden. Andere Medikamente Antazida, Sucralfat oder Pirenzepin, sind weniger geeignet. Neueste Ergebnisse mit dem ATPase-Hemmer *Omeprazol* weisen auf eine den H_2-Blockern und *Misoprostol* überlegene Wirksamkeit bei dieser Indikation hin. Die klinischen Ergebnisse des neuen Prostaglandinanalogons *Nocloprost* müssen noch abgewartet werden.

- *Wann ist eine Langzeitbehandlung angezeigt?*

Für eine wirksame Langzeitprophylaxe unter Dauertherapie mit NSAR sind sowohl H_2-Blocker wie auch das Prostaglandinanalogon *Misoprostol* in üblicher

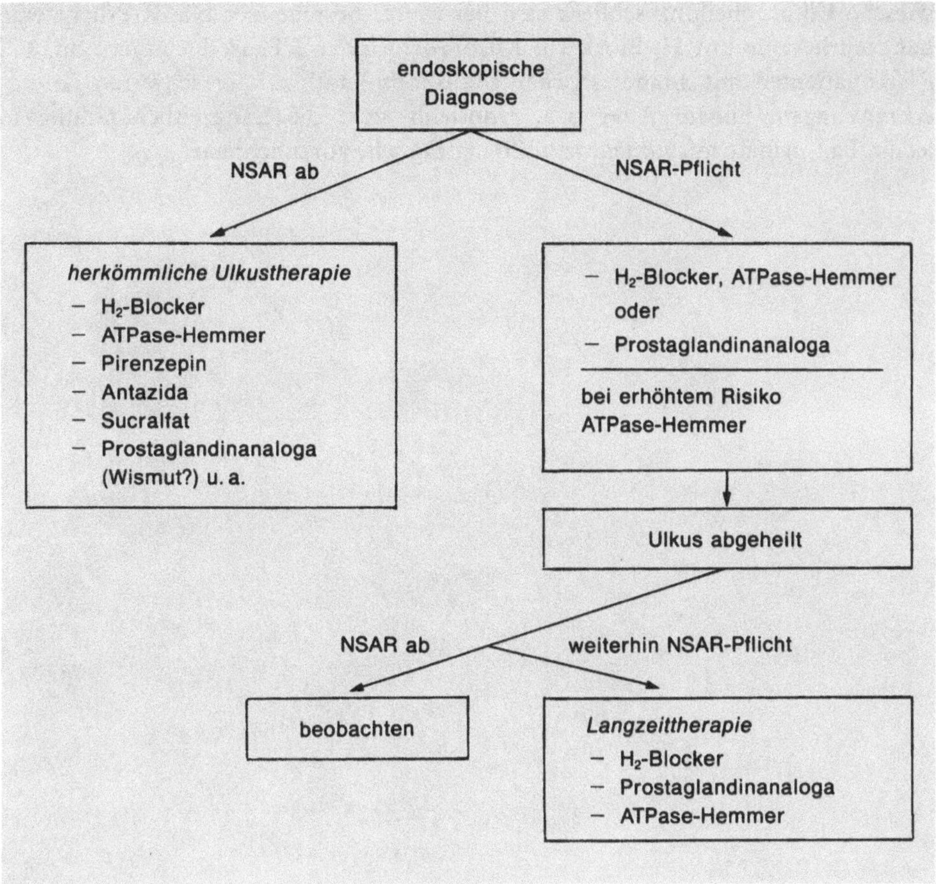

Abb. 24: Praktisches Vorgehen bei der Therapie und Langzeitprophylaxe des NSAR-Ulkus

Dosierung angezeigt. Treten hierbei Rezidive auf, so ist ein Umsetzen auf die hier mögicherweise noch wirksameren ATPase-Hemmer (z. B. *Omeprazol*) notwendig.

• *Praktisches Vorgehen, Prophylaxe*

Kann die NSAR-Therapie abgesetzt werden, so schließt sich an die endoskopische Diagnosesicherung eine medikamentöse Behandlung über 4 – 8 Wochen mit einem wirksamen Ulkusmedikament eigener Wahl an (Abb. 24). Sind die NSAR weiterhin indiziert, werden unter Fortsetzung der NSAR-Therapie entweder H_2-Blocker und *Misoprostol* oder als wirksame Alternative ATPase-Hemmer (Omaprazol) verabreicht. Bei besonders großen und tiefen Ulzera im Magen wie auch bei Blutungen ist den ATPase-Hemmern in relativ hoher Dosis von z. B. 40 – 60 mg *Omeprazol* täglich primär der Vorzug zu geben. An die endoskopisch nachgewiesene Ulkusabheilung schließt sich bei weiter bestehender NSAR-Pflicht eine Langzeittherapie mit H_2-Blockern, *Misoprostol* oder ATPase-Hemmern an. Bei Risikopatienten mit anamnestischer Ulkuskomplikation oder schweren Grunderkrankungen, hohem Alter u. a. empfiehlt sich, die Langzeitbehandlung in jedem Fall primär mit *Omeprazol*, 20 mg täglich, vorzunehmen.

8 Weiterführende Literatur

Arnold, R.: Epidemiologie, natürlicher Verlauf und sozioökonomische Bedeutung der Ulcuskrankheit. In: H. Goebell, J. Hotz, E. H. Fartmann (Hrsg.) Springer-Verlag Berlin, Heidelberg, New York 1984, S. 34 – 47.

Blum, A. L., J. R. Siewert, (Eds.): Ulcustherapie. 2. Aufl. Springer-Verlag Berlin, Heidelberg, New York 1982.

Blum, A. L., J. R. Siewert, R. Arnold, M. Classen, G. E. Feurle (Hrsg.): Ulcusalmanach 1 und 2. Springer-Verlag Berlin, Heidelberg, New York 1987.

Demling, L., S. Domschke: Sekretion des Magens. In: L. Demling (Hrsg.): Klinische Gastroenterologie, S. 280 – 290. Thieme-Verlag Stuttgart, New York 1984.

Hotz, J.: Ulcuskrankheit – Pathogenese, Epidemiologie, Langzeittherapie und Prognose. Internistische Welt (1988) 98 – 110.

Malfertheiner, P., J. Hotz, H. Ditschuneit (Hrsg.): Wismut: Therapiekonzept bei Helicobacter pylori, Gastritis und Ulcuskrankheit. Zuckschwerdt München, Bern, Wien 1990.

Rathbone, B. J., R. V. Heatley (eds.): Helicobacter pylori, Gastritis und Peptic ulcer. Springer-Verlag Berlin – Heidelberg – New York 1989.

Soll, A. H.: Pathogenesis of peptic ulcer and Implications for Therapy. N. Engl. J. Med. *322* (1990) 909 – 916.

FSC
www.fsc.org
MIX
Papier | Fördert
gute Waldnutzung
FSC® C083411

Zeitfracht Medien GmbH
Ferdinand-Jühlke-Straße 7
99095 Erfurt, Deutschland
produktsicherheit@kolibri360.de